本项目获得北京市长城学者项目资助（2020-08-07）

散步与健康

李厚林　南仲喜　编著

人民体育出版社

图书在版编目（CIP）数据

散步与健康 / 李厚林,南仲喜编著. -- 北京：人民体育出版社, 2021 （2021.12 重印）

ISBN 978-7-5009-5923-6

Ⅰ.①散… Ⅱ.①李… ②南… Ⅲ.①步行－健身运动－基本知识 Ⅳ.① R161.1

中国版本图书馆 CIP 数据核字（2020）第 253361 号

＊

人 民 体 育 出 版 社 出 版 发 行
北京中献拓方科技发展有限公司印刷
新 华 书 店 经 销

＊

710×1000 16 开本 10.75 印张 142 千字
2021 年 7 月第 1 版 2021 年 12 月第 2 次印刷

＊

ISBN 978-7-5009-5923-6
定价：69.00 元

社址： 北京市东城区体育馆路 8 号（天坛公园东门）
电话： 67151482（发行部） 邮编： 100061
传真： 67151483 邮购： 67118491
网址： www.sportspublish.cn

（购买本社图书， 如遇有缺损页可与邮购部联系）

FOREWORD | 前 言

　　散步是一项全身运动。千百年来人们一直采用散步的方法健身养生，散步使人健康长寿的事例在历史上比比皆是。当前，散步不仅在健身方面越来越受到人们的重视，在医学领域中的重要价值也越来越受到人们的普遍关注。

　　为了响应"健康中国战略"，大力宣传和推广科学散步的健身方法，提高人们的健康素养水平。多年来我们深入研读了不少国内外学者相关的论著，听取了广大散步活动爱好者、医务工作者的意见，并且关注散步领域，为研究工作取得了第一手资料。用了两年多的时间撰写了这本书。

　　本书的编写是以人体运动科学知识和田径运动理论为基础，突出科学性、实用性为原则。

　　本书可作为社会体育指导员工作参考用书和广大散步爱好者理论学习用书。

　　本书在编写过程中参考了大量的文献资料，在这里谨向文献资料的作者表示感谢。

　　由于我们水平有限，本书难免存在疏漏甚至错误之处，敬请读者批评指正。

　　今天是"世界散步日"，谨以此书献给您，衷心希望对您的健康能有所裨益。

李厚林　南仲喜

2020 年 9 月 29 日

CONTENTS | 目 录

第一章
CHAPTER 01

散步是健康的源泉

第一节　散步

散——分开、分散；步——步行、行走。

散步——迈开双脚，到处走走。

散步是最经济、最安全、最自由、最简便易行的一项身体锻炼方法，尤其对中老年人和脑力劳动者来说益处更大。自古以来有众多知名人士和长寿老者都把散步作为保持精力和延年益寿的方法。我国有许多民间谚语，也指出散步是一种益寿延年的保健方法。例如："没事常走路，不用进药铺"，"每天起个早，散步以防老"等。外国学者对散步的评价很高，美国心脏病学专家柏杜西曾说："相信我的话吧，轻快的散步比慢跑有益处，而且是不论哪一阶层的人都能做到。"运动医学博士赖维也说："轻快的散步 20 分钟，就可将脉搏的速率提高 70%，效果正好和慢跑相同。"因此可以看出散步是一种预防疾病和保持健康的良好方法。我国历代养生学家认为，经常散步可以活动筋骨、疏通经络气血、改善血液循环，又有调肝健脾、养心宁神之功效，对由于肥胖症、慢性心脏病、感染性疾病引起心力衰弱的病人疗效显著。

一、在平地上的散步

1. 运动特点

（1）周期性动作，重复性强、简单易学，适合各类人群，但能培养人的意志品质和韧劲。

（2）运动的距离长、范围大，动作速度慢。

（3）运动条件要求低，随时随地可以进行。

（4）身体负有重物行走，例如：手提东西时，运动强度增大，能量消耗增多，身体的灵活性明显受限。

（5）行走速度可分为三个等级：

①慢速：每分钟 70~90 步，脉搏每分钟 80~100 次。

②中速：每分钟 90~120 步，脉搏每分钟 100~110 次。

③快速：每分钟 120~140 步，脉搏每分钟 110 次以上。

2. 生理作用

（1）可缓慢提高心肺功能，增强血管系统的耐受力，提高血管壁弹性，有调节血压的作用。

（2）有效增强身体免疫力，提高血液中白细胞、单核细胞的数量，提高免疫细胞活性。

（3）有效调节植物神经功能平衡，改善睡眠质量，提高心理健康水平，减轻抑郁症的程度。

（4）改善女性月经质量，延迟更年期，提高生殖器官的抗病能力。

（5）有效降低血糖，降低糖尿病合并症的发生率。

（6）负重行走能增强腰部和双腿的力量，增加肌肉体积，提高爆发力和耐力。

3. 注意事项

（1）由于散步属于连续性运动，运动无间歇，如果穿鞋不合适、行走姿势不当，易出现足跟骨疼痛、跖趾关节痛、腰痛等症状。

（2）因周期性动作单一，娱乐性不强，坚持长期锻炼需要有坚定的意志。

（3）因为行走运动强度小，运动量容易控制，可以与其他项目同期进行。如在一次运动中，可以先行走，后做太极运动，也可以先做太极后行走；在一天的运动活动中，可以早晨行走，下午做健身体操，相互配合，灵活掌握。

（4）身体负重行走时，由于运动强度大、消耗能量高，容易产生疲劳，行走时稍有不慎还会摔倒。所以，中老年人应尽量避免此项运动，运动环境不好的情况下也应尽量避免此项运动。

（5）散步在各种路况下进行，需注意观察路面安全情况和外部危险要素。

4. 适宜人群

适宜所有人群，但中老年人和疾病恢复期者不适宜进行身体负重行走运动。

二、在山地道路上散步

在山地道路上散步和平地上散步一样都是一种运动方式。

1. 运动特点

（1）在山地道路上散步是指在山势不高（一般海拔高度在 1000 米以下）、行走路面的总坡度在 10°以下的山地进行徒步行走运动。

（2）行走路途在山区，具有观赏山中自然风景、呼吸新鲜空气和健身等多方面并存的优点，很适宜老年人和心脑血管疾病、呼吸系统疾病、免疫功能低下等疾病恢复期人员。

（3）因路面有坡度，散步时双腿的负荷和能量的消耗比平坦路面要大，但是运动仍然在小强度范围内。

（4）运动时间较长的室外运动，能够保障较长时间日光照射。

2. 生理作用

（1）能缓慢提高心脏泵血功能，改善心肌血液循环，增加冠状动脉系统供血量，促进心肌的生理代谢，减慢心率，最终改善全身的血液循环。

（2）改善呼吸系统功能，提高肺通气量和肺活量，增强肺泡血气交换能力，进而提高血氧饱和度，改善肺泡的弹性和血液循环，增强肺脏的抗病能力。

（3）能有效提高免疫力，增强免疫细胞活性，增加免疫细胞的数量，使免疫功能保持旺盛状态。

（4）调节大脑中枢神经兴奋与抑制过程，使大脑过度兴奋的神经得到抑制，而过度抑制的神经得到兴奋，促进中枢神经系统的平衡活动，维持植物神经系统平衡，改善睡眠和内分泌活动。

（5）能提高心理素质和改善精神状态，调节心情忘却烦恼，增强自信心。经常锻炼可以提高逻辑思维能力，使人更聪明。

（6）促进机体的新陈代谢，调节血脂和血糖代谢，增强身体内代谢酶的活性，提高组织细胞的抗氧化能力，延缓衰老。

（7）加强腿部力量，提高耐力。因路面有坡度，所以能锻炼人体的平衡能力，加强踝关节的稳固性，强壮骨骼，防治骨质疏松。

（8）能有效地减轻体重。运动时体内的肾上腺素分泌增加，肾上腺素能激活敏感脂肪分解酶，被激活的敏感脂肪分解酶能分解和转化脂肪组织，使脂肪在运动中被消耗掉，起到减肥作用。

3. 注意事项

（1）爬山运动避免在冬季进行，因为冬季天气寒冷，路面结冰时，容易滑倒摔伤；另外，冷空气长时间过度刺激呼吸道，易引起感冒，反复性的刺激会逐渐削弱气管的功能，引发气管炎。

（2）夏季紫外线辐射强，应当采取防晒措施，以免皮肤被紫外线晒伤。

（3）由于散步路途远、时间长，身体水分丢失较多，应多准备饮用水，及时补充身体水分，避免中暑。

（4）衣着要宽松舒适、颜色醒目，这样有利于提醒和目标的显现。鞋的尺码要合适，鞋要轻、软、跟脚、透气。

4. 适宜人群

适宜所有人群，尤其对疾病恢复期者而言更是一项首选的运动锻炼方式。

第二节　健康

1990 年世界卫生组织在有关文件中提及健康时，提出健康包括"躯体健康、心理健康、社会适应良好、道德健康"四个方面，健康的覆盖面进一步扩大。从道德健康概念理解，每个人不仅要对自己的健康承担责任，而且要对他人、对社会承担责任。显然，在一定意义上把健康的内容扩展到人类活动所涉及的生物、心理和社会三个基本领域，也由个体躯体的健康，扩展到家庭和社会层面。这就是从 20 世纪 40 年代起至今正在开展的第二次世界卫生革命，其目的不仅要实现没有疾病和虚弱，还要达到躯体、心理和社会适应能力全面发展的目标。

健康与疾病之间不存在一个明确的界线。一个人体内可能潜伏着病理性缺陷或功能不全，而表面上乃是"健康"的，只有当其出现症状或体征时才被认为是"患病"。事实上，有些疾病一旦出现临床症状则表示已病入膏肓，如肝癌、肺癌。这就是我们提倡定期进行健康检查，早期发现、早期诊断、早期治疗，"防患于未然"的原因，也是人类长期自我保护的经验总结。

我们要求的健康，不仅是身躯的健康，还是心理上的健康。心理健康通常是指人们与生活环境之间保持着良好的协调和平衡关系。大多数人在自己漫长的生活经历中，在精神和性格上都受到不利的社会条件影响，同时也受到人们不良生活方式和卫生习惯的影响，从而破坏这种均衡。一些研究表明，许多疾病不仅仅是由生理上的疾患引起的，而是由精神因素引起的。心理与躯体的健康有着密不可分的联系，躯体上的疾病或伤残可扰乱心理平衡，同样，精神创伤也可影响躯体健康。

一、健康的表现

根据现代健康的定义，真正的健康表现在三个方面：

1. 生理上的良好状态

体质强壮，生长发育达到了该年龄应有的标准，饮食、睡眠等起居活动符合科学要求。

2. 心理上的良好状态

对外界事物的认识、内心情感的表达以及行为方式，都处于协调一致的状态。表现为处理日常事件时能胸有成竹，有条不紊，言谈举止文雅，待人温和、谦逊、宽厚，不计较小事等良好的心理素质。世界卫生组织提出的心理健康标准是：①智力正常；②善于协调和控制情绪；③具有较强的意志品质；④人际关系和谐；⑤可以能动地适应和改善现实环境；⑥保持人格的完整和健康；⑦心理行为符合年龄特征。

3. 社会适应的良好状态

在人际交往和各种社会活动中，能够恰如其分地扮演生活中的各种社会角色，注意以法律和道德规范自身行为。特别是当社会处在一个大的变革时期，在人际关系、生活习惯、追求的品位及对事物的认识等方面，人与人之间都会有所差异，良好的社会能力能使你对此游刃有余。通常人缘好的人寿命比较长，而那些极少与亲友交往的孤独者，其死亡率要比喜欢交际的人高2.5倍。这是因为社交不仅因其日常活动多，促进了新陈代谢，增强了体质与抗病能力，有益于健康，更由于在社交中催生了友谊、信任和相互尊重，有利于心理健康。总之，这种新的健康概念，提倡让生活在社会这个大环境中的每个成员，实现躯体、心理和社会适应的全面健康。

目前国外流行着称为"FUN"的生活方式：F——健身，每天进行至少30分钟的运动；U——和谐，指心理放松，如举家聚会、旅游等；N——营养，提倡合理的营养，摄入适量的碳水化合物、低脂肪及新鲜果蔬。"FUN"是指欢乐、乐趣的意思。将健身、和谐和营养集于一身，无疑会给本人和家庭带来无限欢乐。

二、健康的标准

随着人们卫生观念的提高，对健康的看法也有了改变。世界卫生组织曾提出："健康不仅是没有疾病或病痛，还必须在躯体、心理和社会方面保持完好状态"，即身心健康。除躯体健康外，又加入了心理学和社会学的内容。

中华医学会老年学会于1996年提出了关于健康的10条修订草案：①躯干无明显畸形、驼背等不良体型，骨关节活动基本正常；②无偏瘫、老年性痴呆及其他神经系统疾病，神经系统检查基本正常；③心脏基本正常，无高血压、冠心病（心绞痛、冠状动脉供血不足、陈旧性心肌梗死等）及其他器质性心脏病；④无慢性肺部疾病，无明显肺功能不全；⑤无肝肾疾病、内分泌代谢疾病、恶性肿瘤及影响生活功能的严重器质性疾病；⑥有一定的视听功能；⑦无精神障碍，性格健全，情绪稳定；⑧能恰当地对待家庭和社会人际关系；⑨能适应环境，具有一定的社会交往能力；⑩具有一定的学习、记忆能力。这10条中，涉及身体的有6条，涉及心理和社会适应的有4条，从内容上看，可以说与国际接轨了，也使国人在评估健康上有所依据。

三、亚健康的含义及原因

值得注意的是有一种处于健康与疾病之间的临界状态，容易出现在老年人群中，中年人也有，这种状态叫"亚健康状态"或叫"第三状态""灰色状态"。亚健康状态的临床表现为，各种仪器及生化检查结果均为阴性，但患者却有各种不适症状，具体表现为：

（1）由于过度脑力劳动、体力劳动、精神长期紧张所致的疲劳综合征，如精力不足、疲劳困乏、精神不振、注意力分散、胸闷、心悸、失眠等；

（2）由于内分泌失调、更年期综合征、人体衰老所引起的烦躁、自汗、潮热、忧郁、惊恐、头晕目眩、月经不调、性功能减退、脱发等；

（3）重病恢复期及长期慢性病（如心脑血管病）所引起的各种不适症状等。

如果出现以上一种或几种状态，身体就可能处于亚健康状态。

造成亚健康状态的因素有以下4种：

1. 过度疲劳造成的精力透支

现代社会中生活、工作节奏加快，竞争日趋激烈，人们为适应竞争过度使用脑力、体力，五脏系统长期处于入不敷出的超负荷状态，出现疲劳，精力不足，注意力不集中，记忆力减退，睡眠质量不佳，颈、背、腰、膝酸痛等症状。

2. 人体的自然衰老

躯体老化到一定程度，生理功能衰退，身体的适应能力下降。女性出现更年期综合征；男性出现烦躁、精力下降、性功能减退等。

3. 现代身心疾病的前期或手术后恢复期

心脑血管疾病和肿瘤发病前具有相当长的时间，此时人体内脏系统没有明显病变，但已出现功能障碍，如胸闷气短、头晕目眩、失眠健忘、心悸等。

4. 人体生物周期中的低潮

人的体力、精力、情绪都有一定的生物节律周期，有高潮也有低潮，特别是几种周期的低潮叠加在一起，可以出现身体功能和适应能力的下降。

以上4种因素除第二种是衰老的直接后果外，其余3种在年老时也表现更为明显。首先保健医生及中老年人本身对亚健康状态要有充分认识及足够重视，注意体内外调节，及时消除疾病与健康的中间状态。同时要定期进行体检及健康咨询。对不能确诊疾病者给予安慰、开导；对脏腑功能低下者，采用预防为主的抗衰老措施。中医在对"虚劳症"的治疗上有许多宝贵经验，治疗亚健康状态往往有显著疗效。

第三节 散步能增强体质

散步之所以能增强体质，其中的奥秘是：它是一种温和的全身运动，它能够活动筋骨，锻炼肌肉，强健腿足。而足部的气血畅通，又关系到全身气血循环的畅通，气血旺盛可使内脏受到气血的滋养，加强新陈代谢，促使全身各个系统的生理功能自然而然地强壮起来。

散步可以加强循环系统的机能。专家们研究发现，持久而适度的步行运动，可以加强心、肺血管功能，使其循环通畅。一个人在安静的时候，心脏每跳动一次，约输出血液 60~70ml，以每分钟心跳 70 次而论，则每分钟约可输出血液 5000ml；但步行的时候，由于手脚和肌肉都在活动，则对血液循环的需求增加，心脏的收缩能力也就随之增强。步行时，每分钟的心跳会增加至 90 次以上，每跳动一次可以输出血液 7200ml 以上。同时，由于步行神经反射的缘故，供应心脏本身营养的冠状动脉扩张了，心脏因此能够得到更多的血运；由于肌肉有节奏的收缩，静脉血液的循环也加快了，这样，心脏的负担可以减轻，内脏也不至于有瘀血滞留。所以经常步行的人，心脏可得到锻炼，心肌发达有力，身心自然健康。

散步可以加强消化系统的功能。步行运动的时候，由于血液循环旺盛，胃液和肠液会因此而增加，胃肠的蠕动也会加强，因而能增进胃肠道对食物的消化和吸收营养的功能。如果大便不通的人，经常做一些步行运动，不单对便秘的防治有好处，对整体健康也大有裨益。

散步可以提高呼吸系统的机能。步行运动时，呼吸频率增加。当人以每小时 6.5 公里的速度步行时，吸入的空气每分钟达 88900 立方厘米，但是人体在休息的时候，普通的呼吸率约是每分钟呼吸 15 次，每次呼吸有 1180 立方厘米的空气被吸入。所以步行运动时，随着步行速度与呼吸次数的增加，氧气的吸入量也因而增加，因此你的肺部活动更会加强，肺部的功能会比一般人好得多；可以促进新陈代谢，消除大脑疲劳，使身体产生更大的活力。

散步可以强化神经系统。它能调节内分泌，增加应对紧张的耐力，同时可以使情绪放松，消除紧张，使你获得身心的愉悦，给你更多的生活乐趣，得到视觉、听觉和嗅觉上的满足，心灵上的平静，心理上没有负担，体力上能应付紧张压力，不易感染疾病。

散步可以强化免疫系统功能，增强身体的抵抗力。步行运动因为需要较长的时间，而且是反复进行同样的动作、摄取充分氧气的全身运动，对食物中的热能来源如糖和脂肪加以燃烧，产生热能供细胞作用，加强解毒和免疫系统的机能，所以能强化身体的抵抗力，从而可以在体内建立一套严密的防御系统，免予各种病魔的入侵。

散步可以防止骨骼的损耗。步行运动在骨骼方面可有效地防止损耗，从而避免骨质疏松。同时步行促使各个骨关节不断运动，可以延缓关节衰老。所以，步行对于某些风湿性关节疾病的预防或减轻都有帮助。

散步可以增进肌肉与血液循环的运动效率。我们体内有 200～300 对肌肉系统，在步行的时候可以全面地运动到它们，增加它们参与血液循环的效率，连耳朵和眼睛的血输运也会随之增加。你走到旷野时，眼睛所不常用到的肌肉，这时得到运动了，这些肌肉有助于你看远方的事物。郊外的美丽景色，由你的眼睛摄入脑中，得到和谐的抚拭；新鲜的空气，灌入我们的耳朵，有助于改进负责打开和关闭的机械系统的效能，听觉更为之改善。更重要的是步行对于腰、腿等部位肌肉有直接锻炼和强化的作用，血液循环运动效率也得到增进，不仅能促进身体末梢部位的血液循环，刺激专司体液代谢的脾脏，而且可使内脏的活动趋于兴奋，甚至有阻止致癌物质在身体组织内长期滞留的功效。

散步锻炼能使亚健康人成为健康人。所谓"亚健康人"，指的是虽不是病人，但对自己的健康无信心，体力好像只够勉强活着的体力衰弱人。我国儿童现在多"肥胖儿"，体格虽大，但体力特别是耐力却显著下降。成年人患肥胖症、高血压症、隐性糖尿病和贫血等所谓"亚健康人"也很多。

科学研究表明，采用适量的强度、时间和心率每分钟超过 130 次的走跑运动，可使"亚健康人"成为健康人。过去认为身体只要活动就好，而现在体育科学的发展已经改变了这种看法。现在要求相当明确地弄清楚：某种体育锻炼进行到何种程度会引起身体发生什么变化，并且弄清这两种的因果关系。有人靠营养品和药品来消极的保持健康是不持久的。实践证明，要想有效增进健康，身体运动是不可少的，但这种运动必须是能增强全身耐力的运动，虽然因年龄而稍有差异，但一般都需要进行使心率每分钟超过 130~150 次的体育锻炼强度。如果只是漫不经心地随便进行运动就想舒舒服服地健康起来，那是不太可能的。

长期以来，人们认为，胆固醇是引起动脉硬化等病症的重要原因。其实，这种认识是不全面的。因为胆固醇属于类脂质，是人体生理必需的重要化合物之一，并不是所有胆固醇都会沉积在血管中。在血液中的胆固醇，主要以两种形式存在，分别为"低密度脂蛋白"和"高密度脂蛋白"。含前一种较多的，可促使动脉硬化；而含后一种较多的，不仅对女性激素的构成、组成人体神经髓鞘、防止红血球过早破裂和加强血管强度起到积极作用，同时还有预防动脉硬化的作用。

最近，美国加州的一项研究报告表明，依据 1837 名妇女在运动后高密度脂蛋白胆固醇的增加及高血压、脉搏改善的数据，认为每周跑 64 公里以上，可以使妇女的健康得到稳定的改善。这种研究推崇的跑步距离，大大超出了人们习以为常的运动量。运动者可能会问：效果一定好吗？研究人员说，这项研究正是专门针对美国疾病控制与预防中心推荐的每周 16~22 公里的"最适"运动量进行的。研究者按妇女每周跑步的距离，把她们分成 0~15 公里、16~31 公里、32~47 公里、48~63 公里及 64 公里以上 5 组。观察结果显示：高密度脂蛋白胆固醇水平，从运动量最少者的 62 毫克/100 毫升稳定地随着运动量的增加而上升到运动量最大者的 71 毫克/100 毫升，收缩压从平均

115mmHg 降到 112mmHg、脉搏从 68 次／分钟降到 60 次／分钟，体脂指数从 22 降到 20。特别值得一提的是，高密度脂蛋白胆固醇是一种在血管中，能减少低密度脂蛋白胆固醇沉积而侵蚀血管壁，并能防止动脉硬化，对脑血管有保护作用的"好"胆固醇。较大运动量的运动既然被证明能提高高密度脂蛋白胆固醇的水平，自然给减少心脑血管病和延年益寿带来了希望。

这项研究至少向运动者提示两点：其一，健身走跑运动量还是稍大些为佳，人们不能从随意的、不拘形式的和不限定时间的"随意"运动中，得到更多的好处，因为健康并不是那么容易唾手可得的；其二，要是因某种原因无力或无暇从事稍大的运动量，较小的运动量也能增加"好"胆固醇水平（不影响健康的胆固醇）降低血压和减缓心率，只是受益不同而已。

"亚健康人"只要根据自己的年龄、性别、身体状况，科学合理地制定出自己的健身计划，循序渐进，持之以恒地锻炼下去就一定会成为健康人。

第四节　散步能增长智慧

重量只占体重 2% 的脑，平均约消耗人体 20% 的能量，几乎等于 1 天约消耗掉 500~800 千卡的热量（相当于两碗米饭或三个馒头所产生的热量）。

长时间使用笔记本电脑，电脑会消耗电量而产生热量，同理，人脑因为活动量大，也需要很多能量。脑的高度信息处理工作，是完成人类日常生活、劳动、学习及一切活动的基础。

脑的信息处理工作，是由神经元（神经细胞）负责。神经元之间以"树突"和"轴突"相互连接成网络，利用生物电信号与神经递质交换信息。

脑中除神经元，还有多种"神经胶质细胞"。神经元所需多种营养物质，其靠神经胶质细胞供给。还有一部分神经胶质可清除脑代谢异物及"拉住"

神经元的轴突，组成"绝缘皮膜"，以此提高各种信号的传递速度。

科学家告诉我们，宇宙是在"无"中诞生的，已有 140 亿年的历史。非常巧合的是，人类的大脑也同样拥有 140 亿个神经元。

过去，科学家认为神经元不会进行细胞分裂，而人的一生中只会逐渐减少脑神经元，为此，人们保护大脑的方法是"防止用脑过度"。因为"人类平均每天死亡损失 10 万个左右的神经元"。

上述不科学的认识极大地限制了人类正确认知脑的功能，更阻碍了人类对脑功能的开发，使记忆、创新等改造世界的重要能力受到巨大的影响。

1998 年，研究人员以确凿的科学成果推翻了上述人类对脑的"常识性认知"。科学家发现，脑神经元在担负记忆重要任务的大脑海马区，出现新生现象。神经元本身虽然不会进行细胞分裂，但是"神经干细胞可以分化出新的神经元"。

科学家还特别注意到，适量的体育运动可促进神经干细胞分化出更多新的神经元；新神经元可提高 15% 的脑记忆功能；尽管新神经元在脑中担负的职能，还在不断研究和发现中，但运动提高新神经元出现是科学家的共识。

这一发现，为"运动健脑"提供了可靠的基础。最近已有科学研究证明，散步运动可以增进我们的脑力。在实验前后，研究人员分别测量参加者的各种情况，根据测量的结果，和那些不曾散步或根本不运动的人相比，曾从事有氧运动的步行者，在反应、视力、记忆力和心理适应方面都在得很大的改善。同时，其还能够激发丰富的创造力。

据进行这项实验的达斯曼博士（Robert E. Dustman）指出：有氧的步行运动能使人们获得更多的氧气，并且使人更善于利用这些氧气。我们可以假设，这些多余的氧气全部供给脑部，脑部依赖氧气来从事多种思考。我们也可以假设，这些额外的氧气对脑部活动很有帮助。例如，与运动和思考有关的一些神经介质，就是靠氧气来进行本身的新陈代谢的。简单地说，有氧的步行运动可以增加大脑的新陈代谢和活力，强化思考力，激发创造力，发挥人的智慧和潜能。美国健康保险协会也提出证据，养成步行运动的习惯，不仅能保持精神旺盛，而且能增进脑力。

伟大的英国小说家狄更斯每天下午都要散步，每次都要走好几小时。他所创作的《奥列佛·特维斯特》《大卫·科波菲尔》等世界名著所蕴含的丰富活力与想象力，与其不间断的散步不无关系。

法国小说家福楼拜也说，散步能使他充分地放松自己，放松之后他的创作力便得以发挥，而不囿于他一贯细腻的写作风格中。他的《包法利夫人》就是一部最好的现实主义小说。

英国浪漫主义大诗人华兹华斯说他一生中步行了 18 万英里。诚然，他的许多不朽著作都是在一次又一次散步中得到灵感的。他在水滨河畔看到绽放的水仙花而写下《水仙花》；在麦田里听到农家女的哀歌而写下《孤独的收割者》。

希腊大哲学家亚里士多德也很喜欢在思考时步行。他的老师柏拉图更是一位伟大的健行者。

《纯粹理性批判》和《实践理性批判》的作者，哲学家康德是在每天固定的时间散步中，获得这些哲学经典之作的灵感。他每天出发散步的时间非常准确，城镇的人都以此作为对时的根据。只有一次，他有三天之久没有出来散步，那是他收到卢梭的《爱弥儿》一书的时候。由于这本书太迷人，使他牺牲了三天散步的享受。

在散步中，康德习惯沉思。他沉浸地思索着，智如涌泉。

另外，集正统学派大成的经济学家约翰·穆尔的经济学识，据说是他父亲詹姆斯·穆尔在每天与他散步时传授给他的。每当金黄色的夕阳映照着田野的时候，父子俩就一边走一边讨论李嘉图的经济学说，这令人神往的情景，孕育出经济学的伟大著作。

物理学大师爱因斯坦在走路的时候，脑海中可能在想着 $E = CM^2$ 这个改变人类历史伟大进步的公式。

在日本明治时代，曾受邀到东京帝大教书的德国哲学家凯博尔博士曾说："我很喜欢散步。散步时常涌现出奇思妙想，为了保存这些灵感，真正适合散步的地方，是德国的乡间小路和德国的森林。过去我在那些地方通常能走数小时，数英里之远，那真是最愉快的时光。"这是步行可以益智的又一佐证。

还有一位著名的科学家曾说，他最佳的思考时刻是从家里到教研室之间两里路的步行时间。由此可知，步行的确能够增强人的脑部活动。

如果你也想发挥你的智慧和创造力，最好加入到散步行动的行列里来。

第五节　散步使体形匀称

健美的体形是每个人，特别是中青年人所关心的问题。何为健美，从人体学看，健美往往与适中的身材、匀称的体形、发达的肌肉、端正的五官、美好的肤色有关。真正的女性美，也应该是结实、精干、肌肉强健，富有区别于男性的线条美。目前，许多运动医学专家一致认为，长期坚持科学地行走、跑，可以减少体内多余的脂肪，使身材变得匀称、健美。

美国军医库珀博士研究表明，坚持走跑锻炼是减肥的良方。走跑时，体内的游离脂肪酸会作为能源而消耗，因而减少了体内脂肪的贮存。对运动员的调查结果证实，长跑运动员的体内脂肪占体重的百分比在各种项目的运动员中是最低的。美国专家认为，女性最烦恼的过胖过粗的臀部和大腿，可因坚持走跑锻炼而显得苗条起来。因此，走跑健身是众多运动项目中使人身材变得健美收效最显著的项目之一。

走跑时下肢负荷较大，下肢的机械压力增强及血液循环得以改善，将有利于下肢骨的增长。处在生长阶段的青少年，经常从事行走和跑步运动，有助于身高的增长。另外，在走跑时，心肺活动加强，血液循环加快，这就使得全身各部的骨骼肌肉的血液供应都得到改善，有助于全身各部位匀称发展。

一些青年朋友尤其是女性，担心走跑运动会使小腿肚变粗难看，这种担心是多余的。你只要留心观察一下长跑运动员，就会发现长跑运动员的肌肉线条细长而不是短粗。国外学者曾对一些奥运会优秀运动员体形进行测量，发现长跑与马拉松运动员大都属于身体细长、肌肉不粗、脂肪较少的身体类型，这在总体上比别的项目运动员更为普遍和突出。由于行走时肌肉负荷并不大，这只会使肌肉蛋白质比例增加，使肌肉变得结实，使体形更为健美，而不会使肌肉体积过分增粗。

健身者要想使自己的体形健美，除了行走散步外，还要加强对上肢锻炼效果更明显的运动，如单双杠、俯卧撑、哑铃、举重、拉力器等锻炼。这样，将可使身体发展更为全面，体形更为匀称。

第六节 散步能减掉赘肉

韩国大学生赵洲玄是一位坚持行走运动而成功减肥的代表人物。他通过6个月的行走运动减掉了80公斤，成为韩国行走减肥运动热潮的发起者。

在行走运动前，他的身高1.78米，体重158公斤，属于严重肥胖者。由于他的体重，给他的生活带来了诸多不便，甚至还发生过导致朋友骨折的事故。而且肥胖使他陷入高血压、脂肪肝、关节炎等各种疾病的痛苦中。

因为腰围超过50英寸（1.27米，约4尺），高中时代的他都没有办法自已系鞋带。为此，他试过各种减肥方法，可是因为肥胖程度高，连跑步都很困难，所以他一直试图用节食的方法减肥，但各种努力均以失败告终。后来他选择了对身体负担较小的行走运动并坚持了 6 个月，成功减掉了 80 公斤。现在他身高 1.82 米，体重 78 公斤，已经恢复正常身体状态。

赵洲玄的减肥成功使人们对行走运动的看法产生了巨大的变化。此前，一提到减肥，人们的脑子里浮现出来的往往是药物治疗、节食、吸脂手术等费用高、痛苦大的方式。可是，从他成功减肥起，人们开始把行走运动作为一个有效的减肥方法来看待了。而且，行走运动与其他方法不一样的是，其费用低廉，副作用小，因此，备受人们的关注与喜爱。

因此，行走作为一项运动丝毫不逊色于其他项目。不仅能减肥，还可以有效预防、治疗许多疾病。当然，也不是说剧烈运动就有害健康。但是如果您不是竞技选手，而是普通人的话，简便易行、危险系数小的行走运动可能更为适合。

正因为如此，与跑步相比，行走对腿和腰造成的负担也要小得多。特别是不会对膝关节造成冲击，因此不会出现在跑步中经常出现的各种腿脚受伤的情况。

根据美国运动医学会前会长马伊格尔·布鲁克博士关于行走的实验结果表明，只要坚持每周 4 次，每次 40 分钟的专门行走锻炼，其效果就和每周 3 次，每次 30 分钟的跑步相同。从这一点看，行走运动不会引起伤痛，强度低，热量消耗多，这些优点使得它更适合中老年人。

在进一步的比较试验中，人们发现，与 10 分钟跑步相比，行走 30 分钟的运动效果更为突出。特别是在脂肪消耗量方面，跑步为 3.9 克，而行走达到 9.8 克。所以，行走运动对于那些饱受节食减肥煎熬的人来说真是天大的喜讯。

著名的摔跤选手朴光德为减轻体重，每天练习跑步、举重，收效甚微。可是他参加行走运动仅 3 周，就成功减去了 2.8 公斤体重。不仅如此，体内脂肪就减去了 2 公斤，而且血脂含量也趋于健康标准。这也有力地说明了跑步与行走的区别。

跑步中最先消耗的是碳水化合物这一最容易被分解的能源，而脂肪转化较为困难。也就是说，因碳水化合物的消耗，人体感到很疲乏，但脂肪只被消耗了很少的一部分。

与之相比，行走运动开始 15~30 分钟也主要消耗的是碳水化合物。可是，此后随着运动时间的持续，在碳水化合物消耗率逐渐下降的同时，脂肪消耗率迅速上升。也就是说，当行走和跑步消耗的热量相同的情况下，行走可以消耗大量的体内脂肪，而跑步消耗的脂肪很少。

肥胖的人为了减肥去跑步的话，因为只会消耗碳水化合物而很难达到目的。从消耗脂肪这一点出发，最好的方法就是行走（包括散步）。

第七节　散步能调整心态

一、散步可以调整心态，使人精神状态好

人如果在封闭环境下，思想就会消极，容易浮想联翩，原本不大的事，如果与可能出现的失败联系在一起，心身的损害就增加了许多倍。忧虑抑郁，如果不及时调整，后果较为严重。散步可以开阔眼界，调整心态。

在中国古代帝王中，凡是走出去的都是有作为的。乾隆七下江南，丰富了阅历，调整了心态，创造盛世伟业。而明朝崇祯久居深宫，心态多疑，总怕被谋反，错杀良臣，最终导致身败名裂。这些均说明，散步对调整心态有

着积极的作用。

"人逢喜事精神爽"。精神状态好，则身体有一些小毛病也会不治自愈；而情绪低落，就会加重病情。人的精神状态对健康的影响可以达到50%以上，许多患者就是在精神上大喜大悲时突然发病的。

散步可以使人愉悦，精力旺盛，朝气蓬勃。散步可以提高观察力和欣赏力，释放精神压力。散步可以使人暂时忘记挫折和遗憾，使得心态较为平和。

散步的时候大脑会产生"吗啡肽"物质，可以使人的神经系统兴奋，产生欣快感，提高"痛阈值"，和药物有相似的效果。

二、散步可以提升精神追求

日本松下公司有一条传承下来的领导者经验，就是不在繁华的城市中心做出对企业发展有影响的重要决策，而是要在远离市中心的郊区，轻松的环境下散步时完成全面的思考。这已经被写入教科书，成为重要的企业文化。

一个人散步时，思想不受束缚，思维充满活力，有利于人们做出正确的判断。散步营造了一个轻松的思维环境，有超然、大气的心态，思想不局限于"小情小调""小风小景"、心理上更不会在意"杯水风波"。"放宽心胸看未来，立稳脚跟做事业"，散步提升了精神追求。

三、散步享受成就感、克服自卑感

每次散步就是一次小成功，不断的小成功可以积累成大成功。

会散步的人在面对困难时会把困难拆分成许多步，每一步都有能力处理好，每一步都可以享受成就感，直到最后的完全成功。

自卑感源于对自己能力的怀疑而产生的压力，孔子在《论语》中说"仁者不忧，智者不惑，勇者不惧"。一个球员在赛场上要摆脱精神压力，最简单有效的办法就是抓紧时间在原地跳几下，更多的人们在有压力时选择散步，可以梳理心态，克服自卑。

遗憾是消极心理，是自卑感的源泉。而有了自卑感会像背上包袱一样影响你的行为。消除它需要智慧，散步爱好者都可具备这种智慧。

散步可以培养超脱、逍遥的心态。万事万物皆因我心。当它是个事，它才是件事；如果不当个事，那它就不是个事。如果换个角度来看，也许坏事还可能成为一件好事，塞翁失马，焉知非福啊！

环保主义者说得好，世界上原本就没有什么垃圾，有的只是放错了位置的原料和财富。遗憾可以通过日后的成功来彻底摆脱。

四、散步可以提高社会交往

散步的时候你会遇见各种各样的人，了解他们的爱好和兴趣、理想和信念，伴随散步时间的增加，人们由陌生变为熟悉。而散步的"举手礼""注目礼"则使交往变得简单、自然，社会交往的能力在不知不觉中提高了。

散步可以相互交流信息，及时了解社会上发生的事情，以豁达从容的心态面对社会，充实自己，感染他人。

五、散步可以增强耐力和意志力

北京市王女士在一家外企工作，每天上下班都喜欢穿一双运动鞋，带一瓶水配一副 MP3 随身听。人们常常看到她笑逐颜开，踩着快乐的节拍时快时慢地在街上行走，那神态如同在繁华的都市街路上跳舞。

其实王女士的经历也曾充满了曲折和坎坷，下岗失业，婚姻失败，在人生的道路上，一下子落入低谷。这段时间她面色黯淡，体态发生改变，精神状态很差。但是生活压力让她必须面对现实，她振作起来，自己养活自己，四处找工作，干得挺来劲，没有什么钱就走路上班。时间长了她发现自己减肥了，精神了，有自信了，她逐渐地融入社会之中。先后更换了许多工作，不变的是她每天都会享受到用双腿在繁华闹市中散步行走的快感。散步使她超越了自我，培养了她乐观豁达的胸怀，坚毅顽强的意志；散步让她看到自己和这个城市的进步，能够用全新的精神状态来应对生活。

我家五代同堂，20多人经常其乐融融地在一起散步。散步使我们和谐自然，精神振奋。

第八节　散步能防病治病

医学专家认为，步行运动是一项对某些疾病具有显著疗效的运动。首先是对心血管系统的疾病，未患病者可预防，已患病者能够促进康复。其次是对呼吸系统的疾病，尤其对肺病步行是一项很好的疗养运动。因此，山区、海滨的疗养院都提供步行运动的条件。此外，对于神经系统的疾病也颇具疗效，尤其是对神经官能症效果更佳。至于减肥、降低高血压、控制糖尿病、防止前列腺肥大、治疗便秘、克服失眠，甚至是预防老年痴呆症和人类头号杀手—癌症，更具疗效而没有副作用。

因此，西方的古谚说"我有两位医生——它们就是我的左腿和右腿。"美国心脏病权威怀特博士支持这个说法，并做了进一步的解释"轻快地步行八公里，对成人的健康，比任何药物和心理学有更多的好处。"

散步运动对各种成人慢性病的防治，有哪些作用呢？

一、散步运动可以防治心脏病

散步运动在行走时会对血管产生轻微的刺激，血管扩张增强了循环系统的功能，能使狭窄的心脏冠状动脉逐渐恢复正常，可以减少心脏病的发作；它可以使吸烟者血液中尼古丁的浓度下降，减少紧张和高血压对健康的影响；它有助于高密度脂蛋白（HDL）胆固醇的增加，清除黏在动脉壁上的破坏和损害动脉的低密度（LDL）胆固醇。它能使心脏更为有效地搏动，因而从循环的血液中抽出更多的氧。氧能使动脉清洁，防止动脉硬化；它能增加血管壁的弹性，也可减少遭受压力下血管破裂的可能性，血管破裂是引起脑出血的一个原因。

最主要的是步行运动是一种增氧运动，这种运动最特别的效果之一，就是"血管新生"，在肌肉的组织中，会有更多的血管畅通，并会生出新的血管通路以供应更多的氧气。这种现象是保持心脏健康的重要因素。当心脏组织中充满了健康的血管时，得心脏病的机会必然大为减少。并且，即使罹患了心脏病，那些额外的血管绕过血管阻塞的地方，使血液从旁边流过去，以保持周围组织的健康，并增加迅速康复的机会。

二、散步运动可以降低高血压

高血压是潜伏在人体中的无形杀手，如果不加防治，会逐渐地降低记忆力、判断力和计算能力；并且使人处于恍惚状态或增加痴呆的可能性。同时，血管的弹性减低会促使动脉硬化。如果硬化的血管遭受较高的精神负荷压力，则可能会导致血管破裂而形成脑出血。而且，增加心脏负担容易罹患狭心症、心肌梗死等疾病。既然高血压对身心有如此不良的影响，因此以步行运动防治高血压就非常重要。

散步运动能降低高血压，其主要的作用是步行运动促使身体，尤其是脚部肌肉消耗能量（氧气量的增加），扩大内径增加血流，补给营养和氧气以便赶上代谢功能。这个机能的运作，与意志无关。这是"血管的自动调节机能"，借着这种机能顺利地把血液运送到身体各部位的血管，促使血压的降低。

三、散步运动可以有效地减肥

散步运动之所以能减肥，是因为它具有三大功能：第一，有利于热量的消耗。据美国营养顾问梅尔博士估计，如果你以每小时五公里的速度步行，一日大约消耗三百卡路里，每星期就是两千一百卡路里，体重约减轻半磅多，一年就是二十五磅。第二，减少脂肪而又能保持肌肉的力量。如果你坚持进行步行运动，再适当地减少饮食中的脂肪和热量，就能一方面减少脂肪的存量，使虚胖变为结实，另一方面又能使肌肉增强。第三，帮助保持良好的休息新陈代谢率（所谓休息新陈代谢率是指人休息时所消耗的能量）。减少热量，休息新陈代谢率就会下降，你消耗的热量也就因而减少。这种休息新陈代谢率下降的现象，可能是单纯节食无法使人进一步减肥的原因。但是研究资料显示，步行运动可使你在节食的时候，休息新陈代谢率不会下降。

据澳洲一位营养学家透露，一个人如果想保持现有的体质，每天必须走6000 步，否则体重就会逐渐增加。美国马里兰医学大学教授潘皮克提出"每天走路 15 分钟，每餐最后少吃三口"，这一天下来，就可以消耗和减少不少热量，持之以恒可以轻松的恢复窈窕身材。

四、散步可以控制糖尿病

糖尿病的主要症状是"三多一少"，即多饮、多食、多尿和体重减轻。糖尿病如不严加控制，当糖代谢严重紊乱时，蛋白质、脂肪、电解质和水分等代谢都会相继紊乱，可引起严重的脱水、酸中毒，导致动脉硬化、肾盂炎、肺结核和白内障等疾病，最后使循环衰竭、损伤和昏迷，以致死亡，切不可掉以轻心！

散步运动是最适合控制糖尿病的运动方法。因为步行促使肌肉细胞内的肝糖原不足，就会消耗血液里的葡萄糖，使血液的血糖值降低，以应付胰岛素的不足。

一千年前，隋代太医博士巢元方就在《诸病源候论》中指出：步行是防治糖尿病的良方。周恩林博士在他的《糖尿病治疗》中也强调"四英里的步行，达到出汗的程度，对控制糖尿病大有裨益"。

五、散步运动可以克服失眠

84 岁高龄的笑匠鲍勃霍伯依旧驰骋于演艺界，他每年要上 150 个节目。历史上没有一个艺人能像他那样一直保持健康的状态，他的机智、诙谐仍像往常一样犀利，精力之充沛足以胜过一般青少年。当他穿上剪裁合身的服装时，看起来就像还不到 50 岁的中年人。

许多人认为鲍勃霍伯的青春常驻得之于天赋，其实据他自己透露的养生秘诀，最主要是得益于步行运动。他说"每天必须在阳光照耀、空气新鲜的高尔夫球场打一趟球，保持长距离的步行运动；而在上床之前，一定要步行三公里，多年来从未间断。"这是他不曾经历过失眠的秘诀，也是他每天能获得深度休息延缓老化的原因。

失眠的原因大多由于运动不足、精神压力过重、杂念思虑过多和夜间尿频所引起。克服这种失眠症的最有效的方法，就是白天长距离的步行，以有节奏的快步走上一个小时；上床前再步行30~45分钟，约两英里，而后用热水泡一次脚，对帮助你安睡熟眠，有非常好的效果。

六、散步运动可以防治便秘

便秘是现代人最讨厌而且令人烦躁的一种疾病，千万不要把它看作一种小毛病。因为它对一个人的健康确有莫大的损伤。第一，肠内的细管吸收营养的时候，可能把废物吸收进去，以致血液中充满了杂质，容易生疮和长粉刺。第二，直肠里堆满了废物而不能排泄出来，会使血液酸中毒，并产生一种压抑感，使人精神困倦烦躁，无缘无故地感到忧虑。第三，长期便秘势必使大便瘀血，易生痔疮甚至导致直肠癌。

服用泻剂不是治疗便秘的好办法。最理想的防治办法就是每天快步走1小时至1小时30分钟，约一万步。因为步行时大腿与臀部的活动直接影响肠胃部肌肉轻微的摩擦，蠕蠕而动，自然就会大大地减少便秘的可能性。如果日行万步仍无法治好便秘，则在步行运动中用脚跟行走五分钟，一定会使大便通畅。

七、散步运动可以防治肺病等呼吸系统的疾病

老年人和一些人常因肺、胸廓的体质上和功能上的蜕变，易罹患感冒、慢性气管炎、支气管哮喘、肺气肿、肺心病等肺阻塞性疾病和肺炎、肺结核等疾病，其对人体的健康与生命有严重的危害性。呼吸系统发病的原因复杂

而多样，有细菌、病毒和支原体感染；个体的有对灰尘、花粉、细菌、真菌、寄生虫和化学气体的过敏；以及长期吸烟、生活工作于空气污染的环境。最基础的原因，还是身体衰弱、抵抗力差，影响呼吸器官的蜕变。防治呼吸系统疾病的治本之道，应以温和的运动进行体操锻炼，增强呼吸器官的生理机能。早晚在空气清新的地方散步，是有效的运动方法。氧气是促进新陈代谢的重要因素。步行时，呼气次数增加，氧气的吸入也必然增多。人体内需要氧气好比火炉内需要燃料可以使火烧得更旺盛，人体内多加氧气则足以使新陈代谢的功能加强，吸氧量少，氧气不足，就好像火炉里缺乏燃料，使得新陈代谢的作用显得衰弱。但是怎样使得体内有充足的氧气供应呢？这就要扩大肺的吸氧量了。要达到这个目的，就必须想办法加强肺泡的弹力与肋骨横隔膜的伸缩力，用以加强肺活量，促使碳氧交换，增强肺泡弹性和身体的抵抗力，而这就需要使身体得到步行运动的锻炼。

八、散步运动可防胃弱和胃下垂的各种不适症状

胃部衰弱、消化不良和胃下垂的人相当多，而胃部衰弱的人大多存在胃部的肌肉薄弱，缺乏消化力的问题，所以吃了东西以后，无法有效地消化食物，甚至于引发胃酸反流和恶心感。如果再加上吃得过饱或吃了不容易消化的东西，往往会增加胃部的负担。这样长期下去，将会降低胃部肌肉的收缩力，最后导致胃下垂。

经常从事轻松愉快的步行可以帮助消化，增强胃部和腹肌的机能，防治各种胃病。因为适当的步行能增进胃肠道的运动，消化和吸收也会增强。同时腹肌机能的增强，胃部就可保持正常的状态。每天以适当的速度步行一小时，便可促进胃部的消化与吸收功能，防治胃部和消化系统的种种症状。

九、散步运动可以缓解前列腺肥大症

前列腺肥大症是中年以上男性常见的疾病。根据统计，50 岁的男人如果活到 80 岁，他的前列腺发生肥大的概率约为 20% 至 25%，年龄越大，患前列腺肥大症的概率越高，所以前列腺肥大症获有"长寿病"的"荣誉称号"。前列腺肥大症的初期可能有尿频、夜尿、排尿不畅、排尿困难、尿流变细和尿流滴沥等症状，后期可能呈完全闭尿、尿潴留等症状，容易发生泌尿系统感染，也可能影响肾功能，导致肾性高血压和尿毒症。

至于前列腺肥大症形成的因素，到现在医学界还没有定论，但可能与男性激素不平衡、动脉硬化、炎症、缺乏锌矿物质、器官以及腺体老化都有关系，但是根本的诱因则可能是饮食不当，再加上缺乏运动，才会形成这种"长寿病"。

经常进行温和的行走运动，坚持每天快走 1 小时，是缓解前列腺肥大症的有效方法；如果能每天采用内八字脚跟步行 5~10 分钟，配合长距离的步行，则效果更佳。因为这两种步行方式配合运用，对促进血液循环、增强大腿和下腹部肌肉，以及改善生殖泌尿系统都有相当大的影响，因而可以防止前列腺充血、肿胀，并促使排尿顺畅。

十、散步运动可以预防老年痴呆症

老年痴呆症有两种类型：一种称为"早老性痴呆症"，这一类型的痴呆症在医学上称为"阿尔茨海默氏病"，绝大部分出现于 60 岁以下的人；另一种称为"老年性痴呆症"，在医学上采用含义较广泛的"脑血管痴呆症"的病名，多半发生在 60 岁以上的人身上。造成老年痴呆症的病因，到现在尚无定论。不过，第一种早老性痴呆症的形成，被认为绝大部分与人的老化有关；第二种老年性痴呆症的形成原因，则是由于脑血管障碍所引起。

从上列两种老年痴呆症形成的原因来看，老年痴呆症是由于人的年龄增长之后对脑的氧气供应量减少，影响脑细胞的老化所引起的。因此，如果对脑有效地供给氧气，就可预防或延迟脑细胞退化，防止老年痴呆症。

散步运动可以预防老年痴呆症的另一项功能与肌肉有关。肌肉是由随意肌与紧张肌所组成的，随意肌是依照大脑的指令做有意动作和随意动作运动所使用的肌肉。随意肌具有快速收缩的能力，但无法持久；紧张肌则是保持姿势的肌肉，收缩力不强，但不易疲劳，有持久性。

应该让这两种肌肉经常给予脑适度的刺激，尤其是紧张肌与防止脑细胞的退化有密切关系。紧张肌集中于脊椎或下半身，所以借步行运动有意识地活动腰下部的肌肉，就有助于刺激脑细胞。同时步行是持久性运动，所以刺激脑细胞的时间比较长，这有助于防止脑细胞的退化。因此，如能每天清晨或傍晚在空气清新的地方各快步走 45 分钟至 1 小时，运用集中于下半身的紧张肌的有意识活动刺激脑细胞，是可以预防老年痴呆症的。

十一、散步运动有助于防癌

癌是一种恶性肿瘤。在医学上，癌是在皮肤与内脏器官覆盖的上皮组织，或是内脏黏膜和腺体发生的恶性肿瘤。

到目前为止，癌症形成的原因，医学家们迄今未研究出确切公认的定论，因此对癌症也还没有有效的药物和治疗方法。所幸专家的调查研究证实，癌症是可以预防的。癌症的预防方法很多，但是最重要的还是强化自身的免疫功能，固本培元，从根本上预防癌症的发生。

最新的防癌学说研究指出"癌的发生原因，是由于氧气在体内未获得充分的供应，以致影响免疫功能而引起，如果充分摄取氧气，便不会得癌。"因此，持之以恒的每天运动，摄取充分的氧气，可以强化免疫系统功能，有助于防癌。

至于哪一种运动比较适合呢？实践表明，最简便易行而具有扩大吸氧量、增强免疫系统、强化身体抵抗力并能消除紧张情绪、消除精神压力的运动，就是步行运动。你只要每天快步走一小时，就有助于防癌。

第九节　散步能增进健康

一、散步能提升人体脏器功能

1. 运动能增强心脏活力

心脏像个"水泵"，它是人体血液循环的根本动力。只有依靠这个"水泵"，血液才能不断地向全身输送氧气和营养，并从全身运走废物。人在运动时，全身许多肌肉群在柔和缓慢或剧烈频繁地收缩，然而肌肉的收缩要靠物质代谢产生的能量来推动，它就像火车头的启动，要靠消耗能源产生的能量一样。因此，人活动越剧烈，物质代谢越旺盛，就越需要大量的氧气和营养物质源源不断地输入肌肉。同时，物质代谢所产生的代谢产物也会增多，也需要尽快地把它们排出。然而，这一过程均需要在神经系统的作用下，依靠心脏这个"水泵"的功能来完成。

经常坚持体育锻炼对人的心血管系统有良好作用。长期从事体育活动的男性的心脏供血功能，相当于 40 岁没有经过锻炼者的心脏供血功能。运动时，心脏每分钟的血液输出量，比安静时增加 5~8 倍；冠状动脉血流量，超出安静状态下血流量的 2~3 倍。这样大的血液供应工作是非常艰巨的，如果没有一颗健康结实、收缩有力的心脏，则难以保证锻炼的安全与益处。

经常参加体育活动的人，心脏外形饱满。运动使心肌得到经常性的锻炼，促使供应心脏血液的冠状动脉循环机能改善，心脏的收缩力和舒张能力不断加强，保护良好的血管弹性，延缓血管的硬化。增强了心室的压力、泵送血液的强度，改善了心脏自身的营养状况。久而久之，心肌逐渐变得粗壮有力，标志着心脏具有较高的工作效率。

经常参加体育活动的人，还会出现心脏功能"节省化"的现象。即在安静时心跳缓慢，而每次输出量较多；在运动时，心跳频率的增加不像平时静息或很少活动的人那样明显，但输出的血量很多。这样心脏休息的时间相对充裕。因而更显精力充沛，不易疲劳，也为参加不同项目的体育锻炼，提供了强大的机能潜力。即使在完成大负荷的训练计划，或参加较为激烈的比赛，也能充分发挥出较高的机能水平。

2. 运动能增加肺活量

中医学认为：诸气皆属于肺，肺是气之本源。肺气的旺盛，关系到寿命的长短。长期锻炼的人，其呼吸肌力量强，肺活量大，在活动时呼吸深，肺内气体交换充分，使血液含氧量增多，促使能量物质的氧化过程进行更加完善，保证运动时的能量供应。

肺活量是在一次最大的吸气之后，再做最大的呼气，这时呼出的全部气体量，即是肺活量。

肺活量能反映一个人的肺贮备量和适应能力，也能反映出呼吸器官的最大工作能力。肺活量的大小，与性别、年龄、身高、体重、胸围、健康状况以及体育锻炼有关。老年的肺叶与中年时期相比，除退化变缓外，肺泡扩大，泡壁变薄，肺组织弹性降低。肺功能减退，肺活量减小，残气量与功能残气量增加。所以一些老年人活动时呼吸急促，甚至感到"气短缺氧"。经常参加体育锻炼的老年人，比不参加体育锻炼的老年人肺活量要大数百毫升。安静时的每分钟呼吸次数也有所减少，反映出良好的呼吸机能。

运动时，呼吸的深度和呼吸的次数都在急剧增加，它就必然要求呼吸肌加强活动力度，加大胸廓的扩张能力，使大部分肺泡得到较充分的扩张。这样，长期锻炼，就能增强呼吸肌的力量，扩大胸廓活动范围，使充满气体的肺泡数量增多，肺活量也随之增大。我们知道，肺脏本身不能作主动运动，呼吸动作是靠胸廓和腹肌活动来进行的，其幅度增加，肺换气量也必会增加。经常锻炼的老年人，胸围要比不参加或少参加锻炼的老年人宽 1~2 厘米，前者的呼吸差使胸围可增加到 8~15 厘米。肺脏扩张能力的提高，有助于更好地适应长时间的锻炼需要。经常参加体育锻炼的老年人，由于不断提高呼吸系统的机能，呼吸变慢变深，肺活量较大，呼吸时得到的氧气就多，可满足身体各组织的需要，当然全身肌肉和大脑也就得到足够的氧气供应，因此，不易出现肌肉酸疼，头晕目眩，记忆减退，动作失调等供氧不足、身体疲劳的症状。有效地提高了日常生活、工作负荷的耐力。同时，对于预防呼吸系统疾病，保持健康，延年益寿有着积极作用。

3. 锻炼能促进肠胃消化

肝脏属消化系统，人们称它为肌肉活动的"后勤部"。不少老年人感到"吃东西没胃口"，吃下去后难以消化。老年人的口腔过度角化，消化道黏膜和肌层出现萎缩，胃黏膜也逐渐变薄，胃与肠腔扩大并松弛无力，胃酸和消化酶分泌降低，吸收速度减慢。消化器官负责供应人体新陈代谢的养料，直接关系到人的健康和寿命。老年人在锻炼时，能源物质葡萄糖的消化不断增加，从而使肝脏里储备的糖原尽快向外输送，保证肌肉活动的需要。体育活动使得肝脏机能受到锻炼而得以提高。健康的肝脏不仅能增强老年人的活动能力，而且在动用肝脏糖原方面，比不参加锻炼的老年人来得经济。长期进行运动对保障老年人身体健康，提高抵抗力，有显著作用。

经常参加体育锻炼的老年人，对食物的消化和营养吸收进行得更加顺利和充分。运动迫使大面积的肌肉群急需营养，要求胃肠加强消化液的分泌和消化管道的蠕动，从而促进了食物的消化和营养的吸收。另外，体育锻炼中膈肌和腹肌在体内频繁地活动，相当于对胃肠进行了适度的按摩，改善了腹腔内胃肠血液循环，这对增强胃肠消化器官的消化功能有着积极影响，有利于促进食物的消化与吸收。

不少经常锻炼的老年人深有体会地说："经常活动，想吃饭，吃得多，吃得香"。这是因为运动时消耗的能源物质要通过饮食来补充。同时，运动也提高了某些消化酶和代谢酶的活性，食物消化和吸收的效率也随之提高。老年人食欲好，吃得香，又给参与活动的肌肉群提供了更多、更好的物质基础。时间一长，就会使身体抗衰能力和健康水平日渐提高。

4. 运动可改善新陈代谢

经常从事体育锻炼的老年人，神经系统的功能一般来说是比较好的，它能指挥全身器官进行工作，有效地促使糖、脂肪、蛋白质等物质合成为化学能与机械能，兴奋传导的神经，可成为生命的能量来源，活动的动力泵，同时及时释放一部分能量以应急需，改变锻炼时机体暂时缺氧的乏养状态，促进新陈代谢。另外，较好地调节中枢神经系统，提高锻炼时的兴奋程度，预防抽筋、四肢无力、活动能力下降，使老年人精力充沛，充满活力。调整老年人在衰老、退化、消耗性疾病以及吸收不好、营养不足、锻炼后补充欠缺等中的"负氧平衡"。体育锻炼能促进消化、吸收和合成的代谢进行，推迟衰老的到来。同时，旺盛的新陈代谢，加强了润滑作用，可以保护器官，防止体温散失，保证老年人锻炼时的能量供应。长期坚持体育锻炼的老年人，还会节省能量的使用，活动时需氧量减少，能源消耗量也减少，提高了吸收、循环、消化、运动、排泄、神经等系统的整体水平，锻炼耐力增强，活动收效提高。从能量消耗的观点来看，活动时能量利用的经济化，反映机体新陈代谢的良好机制，有利于生命活动过程中的物质节省和储备，同时有利于较大活动量潜力的发挥。老年人坚持科学的体育锻炼，必定能改善新陈代谢功能，有效地推迟衰老的到来。

二、散步使人振奋精神

1. 散步可调节情绪

情绪是精神活动最常见的外在表现，情绪的好坏是心理健康的一个重要标志。

人们积极参加体育活动，能在良好的锻炼环境中，调节大脑神经机能，使大脑皮质适应机体活动的需要，协调各器官系统的正常机能，促进体内植物神经功能的正常发挥和内分泌系统激素分泌量的变化。积极的情绪将促使肾上腺分泌出较多激素，加强心脏、血管、肌肉等器官组织的收缩性，提高机体积极参与活动的能力。同时，良好的情绪能引起大脑皮质和丘脑的兴奋，使人们在锻炼中的注意力、思维深度、应答反应等反射处于良好活动的状态，有利于人们运动潜力的发挥，以减弱或抵消某些消极情绪给人们机体活动带来的不良影响。

体育锻炼能调节情绪，使良好情绪处于长期稳定的状态，提高老年人的自信心、意志品质、注意力和自我控制能力等。这些心理因素反过来又会提高老年人锻炼的兴趣，使锻炼能够坚持下去，获得参加运动的预期效果。情绪对人的身心各方面有着广泛深刻的影响，它对老年人的锻炼行为有着巨大的调节作用和驱动力。体育锻炼可培养这些积极、有效的动力情绪。

2. 散步能改善心理

散步有助于改变不良心理因素、增进心理健康，是一种积极的活动过程，它可以有效地塑造人的行为模式，能促进个体的心理健康。

经常从事体育锻炼的人，会增加生活的乐趣，常葆青春活力。由于打破原来一套旧的生活程序，重新安排新的生活日程，使早已熟悉的生活节奏发生变化，这就将单调乏味的感觉排斥在生活之外。与此同时创造了一个新的人际环境，使你与更多的愿意交往的人共度光阴，从中获得一种幸福感，感受家庭和社会的温暖。在体育锻炼的技能学习过程中，还可以互相指导，相互学习，在为他人排忧解难的同时自己也可以从中受益，不但可以提高自己的存在价值，又可以获得精神心理上的慰藉和满足。积极投身体育锻炼，无论何种运动项目，只要喜欢，都会带来轻松之感。运动会使你忘掉一切忧愁和烦恼，遇事不躁不怒，心境从容坦荡，悠闲乐观，精神生活丰富，使你生活充满新意，消除一切消极心理所投下的阴影，把一些偏异心理和偏异行为改为健康心理和正常行为，将人体各种器官和免疫功能调节到正常状态。在经常性体育锻炼的良好刺激下，充分调动机体内在动力，有利于心身健康和长寿。医学心理学家研究表明，长寿老人大多具有超越一般人的心理优势，它主要可稳定情绪，愉悦心境，豁达胸襟，热爱生活，这些心理素质均可从体育锻炼中获得。体育锻炼使中枢神经处于相对稳定的良好状态，从而提高自我控制和快速恢复心理平衡能力，进而提高机体免疫能力。

三、散步能治老年病

老年人应当参加一些力所能及的、轻松自如的体育运动，有时需参加针对性的体育疗法。

老年人参加运动，目的是保健防病，但也有针对某种疾病的治疗功效，这就是所谓的"体育疗法"，或称为"医疗体育"。

举例来说，不少老人患有肩关节炎，这时患肩酸痛难忍，功能严重障碍，患侧的手举不过头，连梳头的动作也无法完成，也不能反肘到背上去抓痒，这时需要理疗，做推拿治疗，更需要配合体育疗法，而且要持之以恒地锻炼，才有效果。

肩周炎的体育疗法，内容有患肢做爬墙练习，做拉力练习，或在"肩关节活动器"上做圆周练习，或以好手带动患肢，做外展运动，总之，以尽量恢复其功能为主。

其他许多慢性病，如冠心病、高血压病、更年期综合征、颈椎病、腰椎增生病、膝关节增生性关节炎、胃下垂、慢性胃炎、肾下垂、肥胖症等疾病，也都可以进行适当的体育疗法。

体育疗法一般可在医院或疗养院进行，这时，有医务人员指导，医疗体育一般按"个别对待"原则进行，即针对不同年龄、不同性别、不同疾病、不同症状来拟定"运动处方"，然后根据运动处方来编制医疗体操方案，包括运动强度、时间、次数等。做操时，有专门的体疗护士指导和带操，有异常情况可得到医务人员的及时照料。

另一种松散的体育疗法，是由病人在家中进行自我锻炼，这时，先由医务人员向病人提供大致的体疗方式，如嘱咐患者每天坚持以中等速度步行2公里，中途休息5分钟，结束后休息10分钟，如此坚持一段时间后，再到医生那里复查疗效。医生根据病情重新为患者调整运动方式和运动量，如每天步行2公里，患者的力量仍绰绰有余，体力良好，无疲劳现象，那么，医生就会告知病人，今后可每天步行4公里。

总之，体育疗法是一种易开展、有效果、少花钱的大众化疗法，是十分适合于老年人的治疗方法。

四、散步能使老年人延缓衰老

经常从事体育锻炼的老人，与那些缺乏运动的中年人相比，其器官功能要更强一些。运动促进了体内物质的交换，改善神经系统和所有器官的状态，加强人体组织对氧气的利用，阻止脂肪在组织和血管壁上的积累，增强器官的生理功能和防护能力。爱运动的老年人从外表上看比实际年龄更显年轻，比同龄人体力更旺盛，办事效率也高一些。反之，不参加体育锻炼的人使得器官活动能力衰弱，正常机体节奏、体内环境和生命活动功能失调，易患疾病，机体衰老退化日趋明显。

益寿延年的因素很多，考察大多数长寿之人的养生之道，都会发现他们有一个共同的特点，就是经常活动。延年益寿没诀窍，坚持锻炼是法宝。

长期坚持体育活动（包括体力劳动），老年人的心血管疾病发生率将大大降低，高血压、糖尿病、结肠癌及心理疾病也很少发生，代谢率比不参加活动的老年人高出 2~3 倍。良好的新陈代谢使机体和各个器官保持良好的生命力，促进人体生理活动有张有弛，功能稳定，富有节律性，使生物钟能够保证正常的周期，精力旺盛。同时有效地控制体重，保持与提高对外界的适应能力。

第二章

散步的技术动作要领

第一节　散步技术动作要领

以散步作为健身养生、医疗康复的手段，应注意行走的姿势、节奏、时间、地点和距离等因素。走步的姿势不对，如弯腰驼背、东歪西斜、瞻前顾后等，易使脊柱变形，或使某部分肌肉不能协调发展。走步的节奏感不强，时间和距离与身体状况不适应，以及走步地点存在环境污染等问题，也同样不能达到良好的健身效果。

正确的散步姿势应当是：抬头、颈部自然伸直，眼平视前方，挺胸、腹部稍内收，臀部肌肉稍微保持紧张，双腿交替前摆、自然放松，落脚点内侧应在同一条线上，脚尖稍向外展，起步腿的膝关节和踝关节应协调用力，支撑躯体向正前方平衡。同时两臂随之自然摆动，并配合有节奏地呼吸。步行时，身体应保持直立。

一、散步的要求

（1）散步前应全身放松，并提前活动四肢和腰部。散步应从容和缓，不宜性急，时常调整呼吸，使大脑解除疲劳、益智养神。

（2）步履要轻松，似如闲庭信步，散步虽缓慢，但气血流畅，百脉疏通，使全身血气调达平和，内外协调，情绪畅达，闲暇自如，不宜使琐事充满头脑，即可获得良好的锻炼效果。

（3）制定好散步计划，循序渐进，量力而行，做到行劳而不倦。晚上睡前散步应根据个人情况而定，一般步行 20 分钟左右，速度应适中，手脚和肢体肌肉要放松，对健康大有益处。

（4）散步时的穿着要轻松舒适，春秋两季可穿线衣或绒衣，穿便鞋或运动鞋，也可戴帽；雨天穿雨衣或风雨衣；冬季穿棉衣和棉鞋、戴帽子和手套；夏天最好穿短衣和舒适的便鞋，不要穿高跟鞋和塑料凉鞋。雨天穿防滑的胶鞋，不要穿使脚掌容易产生疲劳的平底胶鞋。

二、散步时的呼吸节奏

散步健身效果与行走中的呼吸具有密切关系，掌握与运用正确的呼吸方法，才能达到良好的健身效果。在散步时，可有两种呼吸方法来控制呼吸节奏。

（1）胸式呼吸法：在吸气时，胸部也随之挺起，呼气时，胸部也随之下落。步骤：先将空气徐徐吸入肺部，使胸部尽量往上挺起，使空气进入肺中、下部，同时由于横隔膜向下运动，使腹壁向侧、向前扩张。

呼气的程序正和上述过程相反。先将横膈膜往上提起，这时腹壁往内收缩，再使胸腔内收缩，把肺部内的空气排出。在呼气时不要拱起背部，随时保持挺胸的姿势。

进行胸式呼吸法时应注意：①呼吸时不宜过慢，不能限定每分钟呼吸多少次，最好是循自然的次数来呼吸。②不要故意使横膈膜保持在静止状态，或者当肺部充满空气时，故意把横膈膜向上提。③在吸气时，要避免吸气过度（深度吸气），只要保持自己肺部的容量来吸气也就够了。

（2）腹式呼吸法：只用肺上部来呼吸，即吸气时腹部隆起，横膈膜向下移动，让空气输送到全肺，使肺部可以吸入更多的空气。

采用"腹式呼吸法"才能使整个肺都参加工作，而从呼吸中得到最大的健身效果。这是因为除了能把更多的空气吸入肺部外，还由于呼吸时腹部的一起一落，帮助腹部各个器官的蠕动，从而促进消化，同时还能减少腹部脂肪的堆积。

在散步时无论采用哪种呼吸法，都要在散步过程中有意识地进行或调整，这样才能把握呼吸的节奏，控制呼吸的深度，使呼吸节奏成为散步健身的必要条件。

此外，冬季进行散步行走时，更应掌握好正确的呼吸方法。由于天气寒冷，一出门就有意识地用鼻子呼吸，开始步行时，速度应慢一些，以免胸闷和呼吸急促。待鼻腔吸入气流加大后，再逐渐加快速度，呼气也用鼻腔为好。一般来说，步伐均匀时呼气时间比吸气时间长 2~3 倍，可以 2 步一吸，4~6 步一呼。

三、散步的时间、地点的选择

1. 散步时间

散步时间的安排应根据个人和家庭的情况及气候变化而定，一般的理想时间如下：

（1）清晨散步。中老年人一般睡眠时间短，醒得比较早，起床后，走出居室内空气污浊的环境，在庭院或公园、操场里散步，呼吸新鲜空气，呼出废气与浊气，这对人体大有益处。上班者一般早晨散步时间不宜过长，大约

15 分钟为宜，其步速、步幅和距离应视个人情况而定。家庭中其他成员的早晨散步时间可放宽些，但一开始不要过快、过急，运动量应逐步加大。

（2）饭后散步。一般安排在早饭和晚饭后，饭后休息 15 分钟进行（不要饭后马上进行），运动量也要由小到大，不要过急过快而产生腹痛等不适。散步的距离和时间长短，应视个人情况而定。

（3）睡前散步。经过一天辛苦而紧张的工作之后，轻松随意地走出居室去散步，可以解除一天的疲劳，也是一种较好的积极性休息。而且在睡前散步可吸入大量新鲜空气，也保证了新鲜氧气的供给，同时由于散步而产生的轻度疲劳也易于使人入睡。其运动量应根据个人情况而定，但应避免由于散步引起过于兴奋而导致难以入睡。

（4）零星时间和休假日的散步。散步应根据个人情况，制订一个计划，包括长期的和短期的，也可利用零星时间和休假日进行分散性和集中性散步。如学生在放假期间，利用散步的方式锻炼身体；全家利用休假日外出集中散步锻炼身体；职工利用工间的时间散步；退离休人员在家时间宽松，可随意外出散步。每个人视个人情况灵活安排散步时间。

2. 散步的地点

根据居住条件、环境而定，一般选择有山有水的小道、河边溪畔的小路、海边沙滩、幽静的公园、青绿的田野、树林山路和山谷瀑布等地方最为合适，环境幽静，空气新鲜。

3. 散步的形式

（1）单人散步。个人随意漫游、观赏自然风光、呼吸新鲜空气、陶冶情操、或专门进行健身锻炼。

（2）家庭散步。全家老幼阖家散步，尽管各人的身体条件和体质状况不同，但在扶老携幼互相照顾和关心的鼓舞下，集体漫步，边走边聊，谈笑风生，趣味横生，充分享受家庭的温馨，这是一种很好的散步形式。

（3）结伴散步。夫妻双人，或和同事、同学、朋友、客人等一起散步，边走边谈，交流情感，交流思想，交流信息，加深相互了解，互相鼓励与促进，这也是一种很好的散步方式。

第二节　对散步错误走态的矫正

任何一种错误的散步姿势都是有害的，所以一定要认真找出产生错误动作的原因，并采取科学的方法进行矫正。

一、对扁平足的矫正

1. 什么是扁平足？

健康的人双脚脚底并不是一个平面，而是脚掌内侧及中间部分隆起向上，形成了纵、横两个弓。人类是唯一具有足弓的动物。足弓支撑起全身的重量，减少运动对大脑的震荡，使大脑发达，有"天然减震器"之称，对保护大脑、脊椎、胸腹器官具有重要作用。扁平足是指足弓塌陷，造成足部弹性降低或消失，导致不能较长时间走路或站立，人在行走、站立时会感到不适或疼痛。切莫小看这种脚部畸形，这种症状会引起下肢血液循环障碍，步行容易疲劳。

扁平足形成的原因有如下几方面：

（1）在儿童期和少年期缺乏体育锻炼，以致足部肌肉瘘弱。

（2）足骨、韧带或肌肉发育异常。

（3）步行姿势不正确，拇趾过于向外，导致脚板内侧贴地。

（4）患传染病后，足底肌肉和足弓变得瘘弱。

2. 矫正方法

进行矫正体操对患扁平足症的人有显著的治疗效果，其重点是训练胫直肌、胫后肌、屈趾长肌和足部的肌肉。常采用的方法如下：

（1）足尖走，足跟走，足底外缘着地走，各1~2分钟。

（2）勾、绷脚尖。坐在椅子上两腿前伸，用力勾脚尖和绷脚尖，由慢到快，做1~2分钟。

（3）左、右脚趾抓物。坐在椅子上，两小腿下垂，用脚趾抓放小铁球、小石块、小沙袋或铅笔、橡皮等物，维持1~2分钟。

（4）两脚抱球。坐在椅子上，两大腿外展，两膝弯曲，两脚心相对合抱一小皮球，进行前后左右的揉动，做1~2分钟。

（5）单脚踏棍。身体自然站立，一腿伸直站立，一脚微屈，脚心踏一圆木棍在地上前后滚动，两脚交换进行，每脚各进行1~2分钟。

（6）下蹲，足尖着地，足跟抬起，做短跑起跑时的预备动作，到足部稍感疲劳为止。

（7）踮足尖跳绳，连续跳2分钟。

（8）站立，足前掌用力顶地，足跟提起、放下，连续做25~30次，共练习4组。

采用上述的矫正训练方法，能提高小腿和脚部的肌肉力量，增强足部韧带的坚韧性和弹性。从而使足弓变高，增强足弓的牢固性和弹性，达到矫正畸形的效果。

二、对八字步的矫正

1. 什么是八字步？

正常人走路，足底的纵轴与走路方向平行，或是稍微向外。如果向内太多，就是内八字；向外太多，就是外八字。

八字脚的人走起路来仅脚掌一侧（内侧或外侧）着力，不能使用 5 个脚趾蹬地，后蹬力和弹跳力都有所减弱，走起路来一摇一摆，不仅影响走路姿势的美观，也影响跑跳的速度和高度，给生活、工作和运动带来不便。

造成"八字脚"的主要原因是幼年时过早地站立学走路，腿部力量弱，很难保持身体平衡，脚尖就自然地向左右分开防止跌倒，慢慢形成习惯所致。另外，也有人是因为用不正确的姿势走路，渐渐成为八字脚。

从八字脚形成的原因看，完全是后天的习惯造成的。习惯既然可以养成，也是完全可以改正的。当然养成习惯容易，改正困难。这就需要有决心、有毅力，只有长期坚持锻炼，八字脚才会矫正过来。

2. 矫正方法

（1）在走路或跑步时要随时注意自己的膝盖和脚尖是否对着正前方，不要偏离，随时发现随时矫正。

（2）有意识地练习矫正，在沙土、松土和湿地上走一走，然后观察自己的脚印，看脚尖是否朝正前方，边走边改。为了更好地矫正，可以进行过度矫正，比如外八字脚，练习脚尖朝内走路；内八字脚练习脚尖朝外走路，过一段时间后，检查一下自己走路的脚印看是否已改正过来。还可以在田径场的跑道上练习走和跑，要每一步都踩在跑道线上，或者脚步方向与直线平行，因跑道线的方向总是朝前的，则其有利于矫正八字脚。不过，要随时注意自己膝关节和脚尖的方向。

（3）反复练习从高台阶上往下跳的动作。跳的时候，要把两脚尖并拢在一起后跳，不论是内八字脚还是外八字脚，脚尖都会朝前。当练习成为习惯后，走跑起来就会克服八字脚了。

（4）踢毽子，不仅是一项健身运动，也可以作为矫正八字脚的练习。外八字脚用脚内侧踢毽子，内八字脚用脚外侧踢毽子，并且两脚交替进行。这项运动，可消除为矫正八字脚所做动作的单调和乏味，使人容易坚持做下去。

上述矫正方法，应坚持交替练习，并且一走起路来就练。平时，也要抽出一定的时间，比如早晨、晚上，进行专门矫正八字脚的锻炼，坚持一段时间后，八字脚一定会被矫正过来。

三、对驼背步的矫正

1. 什么是驼背步？

支撑身体和支撑骨盆的肌肉如果过于薄弱，就会出现骨盆后倾，双膝弯曲的现象。臀部肌肉薄弱时，就不能做出向后摆腿的动作，容易出现脚底蹭地的现象。这时，往往会形成人们所说的"水蛇腰、驼背步"。

其形成原因除了肌力下降外，还可能是因脏器机能下降、腰痛、膝关节痛等疾病而形成的习惯性的自我保护动作。

不管怎样，这是肌力下降的表现，建议您最好尽量矫正这种行走方式，因为它对身体健康极其不利。

不少人为了纠正驼背，喜欢背着手走路。这种走路方式不仅对纠正驼背无益，还会增加不安全因素。因为当人背着双手时，上身重心前移，使本已佝偻的上身更加向前倾斜。为保持平衡，头颈及下巴亦向前伸出，于是更显佝偻，完全是一副老态龙钟、步履蹒跚的模样。以这样的姿势走路，由于重心不稳，稍有不慎就容易摔倒，致使肱骨颈骨折或肘部受伤，若俯冲向前，磕破嘴唇或磕掉牙齿更是常事。

2. 矫正方法

驼背矫正一定要持之以恒，首先养成经常看镜子的习惯，这样一来可以常常提醒自己不要驼背。另外穿上束腰带，或者将腰带勒紧一点，只要身体稍微前倾，腹部与腰部就会感到不适，这也是促使自己养成挺直脊背习惯的方法之一。同时也可以配合以下运动来改善驼背现象：

（1）仰卧在垫上，直膝屈肘，用颈、肘、臀部的力量顶垫，使胸背向上挺起成桥形，停留 3~4 秒钟，然后放松颈部和肘部，成直膝屈平卧姿势。向上挺起胸背时吸气，还原时呼气。重复 10~15 次，共练习 4 组。

（2）俯卧在垫上，两手抱于头后，两腿伸直，两脚固定。然后吸气，用力挺胸抬头，头胸部抬起离地，停留 2~4 秒钟。然后再呼气，还原放松。重复 10~15 次，共练习 4 组。

（3）俯卧在垫上，两臂伸直放于体侧，然后吸气，头胸部和腿部同时向上抬起，使身体呈背弓形，停留 3~4 秒钟。再呼气，还原放松。重复 10~15 次，共练习 4 组。

（4）坐在椅子上，腰背挺直，紧贴椅背。坐稳后随即吸气，做充分抬头和向上向后直臂翻掌与转肩动作，停留 3~5 秒钟。然后呼气，还原成正直坐姿。重复 15~20 次，共练习 4 组。

（5）两脚并拢，跪坐在垫上，伸直手臂双手握脚腕外侧（踝关节附近），以手为支撑点，做向上挺胸腹、展腰髋和向后抬头的动作，自然呼吸。重复 15~20 次，共练习 4 组。

（6）双手正握单杠，身体悬垂。然后身体向后仰，两眼看杠，停留 4~8 秒钟，重复 10~15 次，并练习 4 组。

（7）两脚开立，两手握杠铃，握距比肩稍宽，置于颈后，挺胸收紧腰腹，然后吸气，用力向颈后上方举起杠铃，至头顶后上方两臂完全伸直为止，停留 2~3 秒钟，再呼气，慢慢放下还原。重复 10~12 次，共练习 4 组。

（8）自然站立，双脚分开并与肩同宽，挺胸收紧腰腹，两手握哑铃，掌心相对两臂伸直上抬置胸前，随即吸气，两手平稳而均匀地将哑铃向两侧拉开，两臂与两肩呈一直线，停留 2~3 秒钟。然后呼气，缓慢还原。重复10~12 次，共练习 4 组。

（9）俯卧在高脚长凳上，两手握调节哑铃直臂垂悬（要求高于地面），随即吸气，用力提起双臂，向两侧分开，当握哑铃的双手高出肩背水平部位后，停留 2~3 秒钟。然后呼气，再慢慢下落，成还原姿势。重复 10~12 次，共练习 4 组。

（10）两手正握单杠悬垂，然后吸气，引体向上至颈后，停留 2~3 秒钟。然后再呼气，慢慢落下还原。引体时两肘向后张开。重复 8~10 次，并练习 4 组。

说明：采用上述矫正训练法，可有目的地锻炼胸背的斜方肌和肩背菱形肌等肌群。因为这些肌肉起于脊柱上所有颈椎和胸椎的后方，当这些肌肉的远端固定由两侧的肌肉同时收缩发力时，能使增大的胸后凸减少。久而久之，就能使多余的增大部分回到正常范围，人也就不驼背了。

四、对四方步的矫正

1. 什么是四方步？

许多男性朋友都喜欢走"四方步"，认为这是高贵的象征，权势的标志。当然，也有些人迈四方步并非刻意追求，而是受生理特征所制约。不管怎样，这些人中大多都有背部肌肉过度紧张，腹部肌肉薄弱的问题，这是导致"四方步"的主要原因。

腹部向前突易导致腰痛等症状，诸如此类的很多表现也是四方步的特征。走四方步的人，尽管有人走得慢有人走得快，但当要快步走或跑步时，就感到不能把身体重心放到腿上，不便于向前行进。

四方步的基本特征是：

（1）摆臂向前幅度大，向后收的幅度小，如关门时的手臂动作。

（2）昂首挺胸，身体整个呈反弓状，行走时胸腹移动在前，双肩移动在后。

（3）给人以位高权重、形象伟大、力量强大、冲劲十足的感觉。

（4）有上半身压在腿上的感觉，你会感觉向前迈步时费力。

2. 矫正方法

对于四方步的检查和矫正，检查重心的前后位置时，会发现肩部在肱骨大转子后面。站立时要用力向后收缩前突的腹部和胸部。

进行矫正动作时，首先低头，上身向前弯曲，摆出致谢时的姿态，然后从背部脊柱最下方的椎体开始，由下向上缓慢将椎体逐一竖直排列起来，头部正上方有向上牵拉悬吊的感觉。

要想矫正四方步，必须锻炼腹肌，矫正身体反弓，同时要注重加强骨盆功能的锻炼。

（1）脊柱摇动练习。要想使骨盆处于正确的位置，就必须使骨盆周围的肌肉能够随意地、自由顺畅地活动。通过这一动作，找到骨盆的正确位置，就可以锻炼和强化维持骨盆正中的肌肉。

①仰卧，两脚分开约与肩同宽，屈膝。

②背部悬空，迅速收缩肛门。注意不要过分反弓。

③由上至下将脊柱放平，要感觉脊柱像履带一样从上端逐节向下落。

④下落后的脊柱不要悬空，要收腹向下凹陷，使身体用力压向地板。

⑤背部由上方向地板下落时，小腹部要充分用力收紧。在缓慢下落过程中，一定要有意识地、认真细致地体会脊柱和肌肉的状态。上述动作重复做3次。

⑥为了避免破坏脊柱与地板完全接触后的姿势，两条腿分别缓慢下落伸直（伸腿时，肌力弱者腰会悬空，特别要注意腰部不能悬空。）此时，腹部仍然是用力收紧向下凹陷的状态，腹肌也是站立时发挥支撑作用的肌肉。要牢牢记住此时的身体形态，这就是正确站立时需要有意控制的肌肉。

（2）臀部行走练习。臀部左右晃动的人和步幅不大的人可进行此项练习。进行此项练习，可增强骨盆周围和肋部肌肉的力量。

具体做法：

①坐立位，两腿伸直，利用臀部向前移动。前进 10 步后退 10 步。手臂正常摆动。

②前后各走 10 步，做 3~5 组。

不能完成这个动作的人是由于骨盆运动的肌肉力量不足，更应认真进行练习。

（3）弓背起坐练习。做向前迈腿和向后蹬腿的强化练习，可加强连接腿与骨盆、骨盆与背部的肌肉力量，也就是腹肌运动锻炼。

①收膝微微支撑蹬地，两手放在膝部，弓背，目视小腹部，边呼吸边向后倾。

②直到腰部反弓，失去平衡，将要倒下时，即停止向后倾，再恢复原位。重复 10~20 次。

（4）含胸行走练习。进行该项训练，可以矫正过度挺胸和腰部反弓的问题，减轻肩、背、腰的肌肉酸痛，缓解和松弛持续紧张的肌肉，最终使人完全放松并舒适地行走。

具体做法：

①行走时，肩部完全放松下沉，双臂放松随意摆动。

②边走动边大口呼气，一步一呼。

动作要点：

要让感到酸痛的部位弓起呈圆形。可以自我体会酸痛的肩胛骨内侧、腰肋部及其他部位，边体会边进行练习。

（5）背后握手摆肩。做该项练习，可增强连接上体与腿部肌肉的力量。

具体做法：

①两手在背后相握，两肘弯曲向上提起。肩部放松不要挺胸。

②左脚和右肩向前做好准备，迈步行走时，两肩交替向前，右脚左肩，左脚右肩，边扭转身体边向前行进。

动作要点：

要以腰部为轴转动身体，连接骨盆与肋骨的肌肉力量不足是完成这一动作的难点。要反复进行站立姿势的锻炼。

第三节　散步锻炼应遵循的原则

一、从实际出发

所谓从实际出发，就是从锻炼者自身的身体状况出发。锻炼者应当对自己的身体状况有个正确的认知，使锻炼负荷适合自己的健康情况，做到从实际出发。每周走几次，每次多少距离，速度多快，都要量力而行。切不可争强好胜，去走自己力所不能及的距离，这样不仅不能增强体质，反而会损伤身体。

二、循序渐进

锻炼效果不可能一蹴而就，这是一个逐渐积累、循序渐进的过程。锻炼时一定的生理负荷是对机体的刺激，当身体对某一负荷适应后，这一负荷量对身体的刺激将会变小，这时应适当加大运动量，让身体产生新的适应。但负荷的增加，要由小到大逐步进行，切忌增加过猛，操之过急。一般来说，不要同时既增加行走的距离，又加快行走的速度。应当先增加距离，再提高速度。如果负荷突然增加太大，也会使身体受到损伤。

三、巩固提高

散步走了一个阶段，身体基本上就适应了这个阶段的负荷量，不要急于增加运动量，应当巩固一段时间，当身体完全适应、感觉良好后，再增加运动负荷。健身锻炼的过程，就是"提高—巩固—再提高—再巩固"的过程。

四、持之以恒

散步走的目的，是使人体各系统的机能都得到增强。但这个目的并非一朝一夕就能实现的，必须经过坚持不懈的多年锻炼。偶尔锻炼几次，"三天打鱼，两天晒网"是无济于事的。我国很早就有人提出"冬练三九，夏练三伏"，也就是说，锻炼要坚持不懈，不分寒冬酷暑，天天锻炼。只要持之以恒，坚持多年，必会收到显著的效果。

第四节　散步锻炼应注意的问题

一、高血压、心脑血管病患者饭后不宜马上就出去散步

饭后散步有很多好处，尤其是老年人，饭后可以出去走走，俗话说"消

化消化食儿"。对正常人来说，饭后散步，可以促进身体对营养的吸收，同时又增加了体力消耗，避免脂肪堆积，所以才传下来"饭后百步走，活到九十九"的说法。

其实并不是所有人都适合饭后散步，如冠心病患者，吃饭时心跳会加快，刚吃完饭，血压、血脂都会有不同程度的升高。若现在出去散步，正处于高血压状态，血脂也高，一走路、一高兴，心脏怦怦地这么一跳，本来就供血不足的心脏工作量增加，心肌的耗氧量增加，心肌缺氧，轻者诱发心绞痛，重者心肌梗死，再若抢救不及时，弄不好成了"饭后百步走，没活五十九"；再有，患有高血压、脑动脉硬化和糖尿病的人饭后散步，更容易出现头晕、乏力，说不定，一用力就昏过去了。另外，有的人说我不走，我下象棋。但刚吃完饭，血压本来就高，再往马路边上一蹲，可能一盘还没下完，交感神经就兴奋了，旁边再有个支臭招的人，一气之下血压上升，闹不好就会中风；还有患有胃下垂的人饭后散步，本来胃就没在正确的地方待着，这么一走，胃下垂得更厉害，加上胃部血液供应不足，轻的肚胀，不舒服，重的恶心、呕吐，一顿饭白吃了还不说，胃下垂更厉害了；再有贫血、低血压的人饭后散步，饭后为了有助于胃部消化和输送营养，大量血液供给胃部，这么一走，脑部本来缺血还不厉害，现在反而更缺血，马上就头昏、目眩，要是重度贫血或者血压很低的人，可能昏厥。这几种病人，切记不要饭后立即散步，要是实在想去散步，就先休息半个小时再去。

也就是说，对于高血压、心脑血管病人，"饭后百步走，活到九十九"，应改为"要活九十九，饭后不要走，要想消化食，先歇半小时"。

二、早晨不是最好的散步时间

我们国家的教育，一直鼓励勤学苦练，尤其是早起练功，所谓"一日之计在于晨"，而且自古就鼓励人们早起锻炼。直到现在中国人最热衷的仍然是早起锻炼。其实早上锻炼的问题可不少，在中国确实有很多人不清楚。晨练的老年人大多是早上五六点就出来了，有的是睡不着觉，有的是活动完了赶早市买便宜菜，有的还认为越早出来空气就越好。

据环境监测表明，早晨 6 点左右是空气污染的高峰期。运动越剧烈，吸入的空气越多，受污染的程度就越大。就算正常人晨练也不要起得太早，一般来说，以太阳出来后起床锻炼较为适宜。

对高血压和心脑血管病人来说，清晨是最危险的时刻。这是因为人刚睡醒，交感神经立即兴奋起来，同时经过一夜的睡眠，身体丧失了不少水分，这时候血液黏度也高，从大量高血压、心脑血管病例来看，早晨 6~9 点是心肌梗死、脑梗塞最容易发生的危险时刻，到 12 点以后，危险系数才逐渐减少。临床医学研究表明，上午 9 时，心脏病发作的概率比下午 1 时要高出 3 倍。冠心病、高血压病人在早晨运动不仅难以保证健身效果，甚至还会危害健康。

根据人体生物钟节律，老年人锻炼的最佳时段是黄昏前后。此时绝大多数人的体力、反应力、适应能力等都处于最佳状态，体内的糖分增至最高点，锻炼不会产生能源代谢紊乱和器官机能运转的超负荷现象，更不容易引起高血压和心脑血管意外。

三、三伏和三九天外出散步要避开最热或最冷的时间

"冬练三九，夏练三伏。"是鼓励人们无论酷暑严寒，都要坚持锻炼，这话不错，可对高血压、心脑血管病患者来说，就有点问题了。

冬季参加体育运动，是可以增强人体的抗病能力，但也必须重视寒冷对于人体的侵袭。尤其高血压、心脑血管病人本来血压就高，心脏负担就重，

寒冷使得体内的毛细血管收缩、血液循环阻力增加，血压更高，心脏负担更重，这就很危险了。此外，寒冷容易使上腹部着凉或是冷气灌进食管里，易引起胃部痉挛；寒冷还能伤害鼻黏膜，引发鼻炎和感冒；寒冷还能使人体的裸露部位（如耳、鼻、手指等）的毛细血管收缩加剧、血液供应不足，造成皮肤粗糙、老化、裂口，甚至发生冻疮；同样由于寒冷，人体血液黏稠度增高，血脂沉积和血液凝结时间缩短，这时候最容易形成冠状动脉、脑动脉血栓，而且心肌梗死、中风的死亡率很高。所有这些，都说明了在寒冷的冬天，人们做体育运动的危险，尤其是高血压和心脑血管病患者。

寒冷是"死神"的帮手。一到冬季，高血压、中风、脑出血、心肌梗死等严重威胁生命的疾病，不仅发病率明显增高，而且死亡率亦急剧上升。国外许多研究认为，冬季有80%以上的死亡率高峰与寒冷气候有关；我国的有关统计也表明，冬季有85%以上的死亡率高峰出现在前五天内有冷空气降温时刻。对于心血管病患者来说，往往在冷空气过境后两天内死亡率达到高峰；呼吸系统疾病患者则在冷空气过境后三天内死亡率达到高峰；脑血管病患者多在冷空气过境后的一天和五天各出现一个高峰。

俗话说，"冬至老人关"，"数九"就是从冬至开始的，几乎每年的冬至前后都有强大的寒流南下，气温突然下降，而且往往是刮大风、下大雪。对那些年老体弱以及患有高血压、心脑血管、呼吸系统疾病的人来说，这时就会感到浑身不适，严重的会引起病情恶化，甚至死亡。所以对老人来说，尤其对高血压、心脑血管病以及呼吸系统疾病的患者来说，最好是在室内"冬练三九"了。

而夏季呢，气温高，人们室外活动多，活动量也相对增大。尤其是"三伏天"，体内消耗的能量更多、血液循环加快、汗也是一天到晚地流。老年人血管普遍硬化，血管壁弹性弱，心脏的负担本来就重。在这个时候，倘若再进行体育运动，对心脏的伤害会是极其严重的。再加上，夏季几乎家家安空调，人们一天之内，多次反复出入冷气环境，一会儿温度高了，一会儿温度低了，很容易引起血压波动，不但加重心脏的负担，也极易导致脑血管破裂；还有体内大量水分蒸发，血液黏稠度上升，更容易形成血栓；加上夏天白天长夜间短，天气炎热，睡眠时间也比其他季节少一些，睡眠休息不良会导致饮食不调及内分泌紊乱等。

四、老年人散步莫背手

老张从领导岗位退下来以后，每天坚持散步锻炼，上班时的一些疾病也都好转了，看上去容光焕发，神采奕奕，经常被小区里的老伙伴们嫉妒。不料有一天突然传来老张死了的噩耗。老伙计们惋惜之余都很诧异，一问才知道，原来老张在当领导时爱背手走路，退休后也改不了，那天天黑走路时不小心跌倒导致脑血管破裂，就再也没能爬起来。

经常见到一些老年人，喜欢背着手走路，据说是为了纠正驼背。这其实是一种误解。老年人背着手走路，不仅对驼背无益反而有害，还会增加不安全因素。

老年人背转双手时，手臂向内向后旋转，上臂的肩端就会向前旋出，肩关节相应向前向内突出，上身重心前移，使本就佝偻的上身更加向前倾斜。为保持平衡，头颈及下巴亦向前伸出，于是更显佝偻，看起来完全是一副老态龙钟的模样。以这样的姿势走路，由于重心不稳，稍有不慎就容易摔倒，致使肱骨颈骨折或肘部受伤，若俯冲向前，磕破嘴唇或磕掉牙齿更是常事。

五、散步要避开空气污染的地方

人体每时每刻都需要从空气中吸入氧气，而将自己代谢产生的二氧化碳排出体外，以维持生命活动，正常情况下空气的基本组成是固定的，但由于人类活动，许多工业废气、交通尾气等大量排入空气中，则可能引起空气成分的重大变化，从而直接或间接危害人们的健康，此即空气污染。如大气中二氧化碳含量超过2%时会引起人头痛、脉搏变缓、血压升高；含量超过10%时人会意识丧失、呼吸麻痹而死亡；而大气中的一氧化碳浓度超过千万分之一时就会使机体发生急性中毒。通常一个成年人每天约呼吸2.5万次，吸入空气达10~12立方米，而运动时吸入空气比安静时多。如普通成年人安静时每分钟约吸入空气9升，而剧烈运动时则可达100升，因此此时如果空气受到污染，则吸入的有害成分就多，对健康危害更大。另外，空气中也存在许多带正电荷的阳离子和带负电荷的阴离子。一般认为空气中的阴离子可使机体镇静，有镇痛、利尿、降血压、增进食欲等作用，改善注意力，而阳离子正好相反。因而空气中阴离子越多，空气也就越干净新鲜。一般在海滨、森林公园、瀑布处空气中阴离子会较多。总之，人在运动时应尽量避开空气不洁的地方，如交通拥挤的马路旁，尽量选择空气新鲜的海滨或森林公园处。

六、大雾天应适当停止散步

起雾的原因多是空气的湿度太大。雾气本身并不是"纯洁"的。雾是空气中水汽的凝结物，里面包含尘埃、细菌或其他微粒等很多对人体有害的物质。尤其是在大城市，由于机动车和工厂的废气排放等原因，近地层空气污染较严重，雾滴在飘移的过程中，不断与污染物相撞，并吸附它们，会使空气质量遭到严重破坏。

雾对人体健康有很大的危害。据测定，雾滴中含有各种酸、碱、盐、胺、酚、尘埃、病原微生物等有害物质的比例，竟比通常的大气水滴高出几十倍。如果在雾天中锻炼，随着活动量的增加，人的呼吸势必加深、加速，自然就会更多地吸入雾中的有害物质，从而极易诱发或加重气管炎、咽炎、眼结膜炎等诸多病症。所以，在有大雾的天气里，可以适当停止散步。

七、雪天散步要注意安全

下雪的时候，比平时空气要清新许多，所以适合进行户外散步，但要注意安全。

1. 避免在能见度很低时进行散步锻炼

在雪下得很大的时候，能见度是很低的，这时候如果锻炼，就不容易注意到四周的车辆和行人的情况，一不注意就会造成交通事故。所以在能见度低的时候，不宜做散步锻炼。

2. 一定要注意保暖

如果气温太低，可戴不太厚的、能遮住耳朵的帽子，以保护耳朵；为了保护双手，可戴上手套保暖。

3. 合理着装

这时着装不要太厚，也不要太紧。如果太紧身，就会阻碍血液循环。

4. 注意路面，防止滑倒。

下雪的时候，路面很滑，所以在散步的时候，步幅不应该太大，可加快步频，尽量选择防滑的运动鞋。

5. 保护好眼睛

在雪后，太阳光很强的时候，太阳光会直射到雪面上，然后会反射到眼睛中。这会对眼睛有刺激的作用。这时应该戴上太阳镜，以保护眼睛不受强光的危害。

第三章
CHAPTER 03

健身养生散步的方法

第一节 一般人的散步方法

一、普通散步法

方法与要求：用慢速（每分钟 70~90 步）和中速（每分钟 90~120 步）散步，每次 30~60 分钟。

目的与效果：适用于一般健身保健的散步和中老年人健身锻炼。

二、快速步行法

方法与要求：每小时步行 5~7 公里，每次 30~60 分钟，最高心率应控制在 120 次/分钟以内。

目的与效果：适用于增强心力和减轻体重的健身锻炼。

三、摆臂散步法

方法与要求：步行时，两臂用力向前后摆动，增进肩部和胸廓的活动。

目的与效果：适用于呼吸系统慢性病患者和增强呼吸系统功能的锻炼。

四、定量步行法

方法与要求：在与水平面呈 3°～5°的坡度上步行。可先在有坡度的平坦地面上步行 15 分钟，再在平地上步行 15 分钟。根据个人身体状况和场地，制定步行的时间和距离。

目的与效果：适用于心血管系统慢性病患者和肥胖者的锻炼。

五、摩腹散步法

方法与要求：一边散步，一边按摩腹部，可用一只手或两只手的手掌抚摩或按揉腹部，这是我国传统的保健方式。

目的与效果：适用于防治消化不良和胃肠道慢性疾病。《内功图说》中将其列为"腹功"，认为"两手摩腹移行百步除食滞"，现代医学也认为轻松的散步及柔和的腹部按摩，可促进胃液的分泌和胃的排空。

六、有目标的步行法

方法与要求：直行走在人行道上或操场有直线的跑道上，脚踩在直线上行走。

目的与效果：适用于培养集中注意力和平衡能力。

七、脚尖步行法

方法与要求：提起脚跟，重心前移，用脚尖走路，摆动两臂向前步行。

目的与效果：适用于足部力量锻炼，调节腹部和臀部的姿态。

八、交叉步行法

方法与要求：保持上身挺直，脚向内侧迈步，腰部随迈步而扭动向前行走。

目的与效果：适用于增强腰部活动和身体柔软度与协调能力的锻炼。

九、扭转身体的走路法

方法与要求：一只脚从后侧绕到另一只脚前面向前迈步，同时身躯和两臂随步伐摆动。

目的与效果：适用于提高腰部及膝部的柔韧性和协调能力的锻炼。

十、跳跃走路法

方法与要求：先用一只脚提起落地的同时，另一只脚跳起来向前走，要有节奏而协调地跳走，两臂在跳跃时维持好平衡。根据个人情况可快可慢。

目的与效果：适用于提高脚部力量和身体的协调及平衡能力。

十一、脚跟走路法

方法与要求：脚尖跷起，脚跟着地支撑体重，同时两腿伸直向前迈步行走。

目的与效果：适用于增强足部和腿部力量的锻炼，加强柔韧性。

十二、脚外侧走路法

方法与要求：脚内侧向内翻、脚外侧着地支撑体重，同时两腿伸直向前迈步行走。

目的与效果：适用于增强足部柔韧性和腿部协调性锻炼。

十三、气功健身步行法

方法与要求：在步行时要做到练神、练气、练形。练神就是步行时，耳不旁听，目不旁视，注意力集中到丹田，全身放松，思想上做到无杂念；练气就是步行时，采用腹式呼吸，舌抵上腭，用鼻呼吸，自然匀畅，气沉丹田；练形（姿势）就是步行时，身体要挺直，上肢自然摆动，两肩下垂，目平视前方，脚步自然且轻，速度均匀有节奏，肢体动作协调，自然活泼。

目的与效果：气功健身步行法，主要是通过控制思想（调心）、调整呼吸（调息）、放松肌肉（调身即形体姿势），来达到相互结合、松静自然、意气合一、动静结合、意念与动作合一，并发挥主观能动作用，对身心（形体和精神）进行自我锻炼。这种锻炼是一种"主动性自动调整过程"，对人体起着"自力更生""自我修复""自我调整""自我建设"的作用。

十四、倒走（后退走、退步走）

方法与要求：初步练习时，后退走的步幅不要太大，可以小步后退行走，步频也不要太快。两臂放松直臂前后摆动，也可放松屈肘前后摆动，双手也可叉腰，但两臂与步频要协调一致。走时挺胸抬头，眼睛向前平视。脚向后迈步时膝关节自然伸直，先以脚掌着地，随后过渡到全脚掌着地。一般中老年人每天可倒走 1~2 次，每次 20 分钟。根据个人情况逐渐加大步幅和加快步频，增加距离和时间。

目的与效果： 倒走能使腰背部肌肉有规律地收缩和松弛，有助于改善腰部血液循环，加强新陈代谢活动，对缓解腰背痛及解除下肢疲劳较为有效；倒走是非常态的动作，每退一步都必须使意识高度集中，从而能迅速转移大脑皮层的兴奋点，有效地消除脑力劳动后的疲劳和缓解紧张情绪；倒走对于增强身体的平衡能力起着积极作用。同时能使腰背肌肉、踝关节、膝关节周围的肌肉韧带和股四头肌均得到锻炼。

十五、赤足走

方法与要求： 初练赤足走路者，开始时可以在比较平坦的沙滩上、泥土地上、家中庭院平地上、室内地面上进行，这样不至于感到刺痒、割脚、挫伤脚底。初练赤足走路时，由于不太习惯，行走的时间和距离可以短一些，步幅小些，步频慢些，待足底适应后，再逐渐加大、加快，并可在柏油马路上、普通的道路上、运动场的空地上、河床与山谷等道路上进行。

目的与效果： 根据"足底反射"学理论，其认为足底有着与内脏器官相联系的敏感区。由于人在赤足走路时，足底的敏感区（穴位）首先受到刺激，亦把信号传入相应的内脏器官和与内脏器官相关的大脑皮层；而后，大脑皮层又把经过综合分析后的冲动传到效应器官，这样就增强了人体内的协调作用，从而达到强身健体的目的与效果。有人认为我国南方人聪明能干，就是因为他们常常赤足走路和干活所致，从而使各神经系统经常受到刺激锻炼的结果。

十六、雨中散步法

方法与要求：雨中散步时，衣着要暖和，并要备有雨具以防着凉和感冒；应穿雨鞋或胶鞋以免滑倒；步幅要小，步速要放慢，重心放低以免摔倒，时间和距离不宜过长，以免劳累；尽量在平坦的路面上行走，并要注意交通安全。雨中散步最好结伴而行，以便互相照顾。

目的与效果：满天细雨降落大地，可洗涤尘埃污物，净化空气。由于雨前残阳照射，初降细雨时所产生的大量阴离子，有"空气维生素"的美称，有利于雨中散步者安神逸志，消除人的身心疲劳。此外，雨中散步还能增强人体对外界环境变化与大自然的适应能力，以提高耐寒能力和抗病能力，锻炼人的意志，有利于健康长寿。

第二节　老年人的散步方法

医学研究证明：老年人不宜参加剧烈的体育活动。因为剧烈运动开始时，会使血糖升高，接着又会使血糖降的很低。因此，中老年人应该做一些较为缓和并可使全身肌肉都得到锻炼的运动，如步行、体操、游泳、划船等。其中步行是最安全简便，也最能持久的一种，是老年人首选的运动形式。

一、适合老年人的散步方法

前面所述健康和亚健康人的散步方法都比较适合老年人，根据老年人的特点再介绍几种比较特殊的方法：

（1）足跟行走法：把足尖跷起来，用足跟走路，这样是练小腿前侧的伸肌，行百步，可以疏通足三阳经。

（2）进三返二法：向前走三步，后退两步，也可左右走，或前后左右走。此法适用于室内、室外均可进行。

（3）侧方行走法：侧方行走可使前庭的平衡功能得以强化。具体方法是：先向右移动 50 步，再向左移动 50 步，每次做 3 组，时间约为 20 分钟。

（4）倒退行走法：倒退行走有利于静脉血由末梢向近心方向回流，更有效地发挥双足"第二心脏"的作用，有利于血液循环。另外，人在倒退时，改变了脑神经支配运动的方式，强化了脑的功能活动，可防脑萎缩，每次倒退百步为宜。

（5）踮脚行走法：掂脚走路，就是足跟提起完全用足尖走路，行走百步，这不但可锻炼屈肌，从经络角度看，还有利于通畅足三阴经。

步行可以在清晨进行。当天破晓的时候，在田野等空气新鲜的地方最好；最好在傍晚、饭前饭后、上班前下班后进行。每日一次到两次，总共达到 3 公里到 5 公里的路程。

二、适合高龄老年人的散步方法

（1）培养身体方向感的行走：不断变换方向走 10 分钟左右。每个方向都要走 5 米以上的距离。以正确的步伐，用力摆臂向前走；以正确的步伐，用力摆臂向后走。向侧面走时，两脚交替走。左右方向也可交替。

（2）培养身体平衡能力的行走：往返 5 米的距离，走 5 分钟。双臂向左右分开，感到平衡后，慢慢走。

（3）扩大身体运动范围的行走：用力摆动双臂。以大的步幅行走；再以小的步幅行走。

三、老年人散步注意事项

老年人散步应以增强身心健康、防病治病为目的，以安全为第一，具体应注意以下几点：

1. 量力而行

老年人在散步之初，应对自己的健康状况有所了解，必要时请医生预做检查，看是否患有疾病，体力的状况如何，适合怎样的锻炼方法。拟定一个适合自己的锻炼方案，切不可勉强行事，超越体力。

2. 注意监测

在散步时要注意观察自身的反应。一般以自测脉搏、呼吸的方式为最简单方便。大体上以运动脉搏不超过 120 次/分钟为宜，最高不超过 140 次/分钟；呼吸不超过 20 次/分钟为宜，最高不超过 24 次/分钟。经过休息两者很快恢复。另一种方式是以出汗为尺度，老年人散步以微汗为宜，不可大汗淋漓。总的要求是以散步后全身舒适为最好，不可达到疲劳不堪的程度。

3. 循序渐进

一是散步前要做一些准备活动，将肢体关节活动开以后再开始散步，以免发生运动外伤。二是运动量要由小到大，一步一步前进，不要一开始就负荷很大，要根据体力适当增减。三是不要有急躁情绪，要循序渐进。

4. 有弛有张

老年人散步应劳逸结合。根据自己的实际情况，可以练一会儿休息一会儿。休息时与老年同伴切磋一下，聊聊天都非常好；散步时还可互相帮助，互相观摩，增添情趣。

5. 掌握宜忌

不宜在感冒发热、身体不适、老病复发时散步，应该适时暂停。散步中出现胸闷、心慌、气短、冷汗、面色苍白、过度疲劳应及时中止，休息；必要时查明原因，请医生处理。

不宜在饭后立即散步，至少要间隔半小时至 1 小时，以免有害胃肠。

不宜在马路上散步，以免发生交通意外。

不宜在散步中争强斗胜，摔跤、掰腕，以免发生骨折。

不宜快跑、长跑，宜散步、中程慢跑，防止因缺氧而致意外。

四、老年人运动原则

1. 运动要量力而行

人从出生到衰亡，其生命规律即人体的发展规律，大体可以分为生长发育、成熟和衰退三个阶段或三个时期。50 岁前后出现体力明显衰退、脑力减弱、机体功能下降，这一发展规律是不可逆的。因此，从人体生理角度来说，老年人在锻炼中要"知老"，不可盲目练习或急于求成，注意可接受性，避免造成欲速不达或病伤人体的负面效果。但是老年人的锻炼健身之心不可衰，这又需要"不服老"，在充分认识到自己已告别了中青年时代，进入老年行列的时候，不要以为已走到了人生的尽头。人生第三阶段即晚年，路程仍然漫长，还要靠我们加强身心锻炼来安然度过。在锻炼中，要掌握分寸，量力而行，适可而止，不宜过度，以保持良好的心理和健康的体魄来延缓衰老，有效防老。

老年人选择的锻炼内容要与动作的难易、技术的繁简、活动量的大小相结合，做到从易到难、从简到繁、从小到大，不能急于求成，须逐渐缓慢地进行。锻炼绝非一朝一夕之功，只有循序渐进地增加活动量，才能不断提高人体的运动能力，使人体器官的功能逐步得到加强。但在活动量的安排上，无论是阶段性负荷，还是一次练习中的负荷，都应遵循从小到大渐进的规律，做好充分准备活动，以免突然用力而导致损伤。也要避免活动量突然加大，导致心血管意外或一度供血不足引起头昏、恶心、呕吐等不良反应。锻炼应随着体力的增强、动作的熟练程度或伤病的好转而逐步提高运动量。如果运动量突然猛增，反而破坏健康或加重病情。但是如果过于小心谨慎，长期进行同样的内容，承受同样的活动量，也不能促使身体进一步强壮或病情的好转。

2. 运动要择时而练

如果你还未退休，应该在工作之余，挤出一定的时间，最好保证每周 3 次，每次 30 分钟的运动时间，并坚持下去。随着运动进程的发展和体质的增强，每周锻炼可增加 3~5 次，每次 30 ~ 50 分钟。假如你已退休，时间就没有问题，只要条件许可，最好安排在早上或下午 4~6 点进行锻炼。喜欢晚上锻炼且活动量较大的老年人，不应过晚，须在入睡 2 小时前结束，以免因过度兴奋而影响睡眠。

另外在选择适合自己的锻炼时间时，还要结合本人的身体状况、个人习惯、患病类别、身体反应等，经逐步调整后形成相对固定时间。

春天气温回升，阳气升发，人体血液循环也随之旺盛，此时正是锻炼身体的大好时节。可以早起，面迎朝霞，做深呼吸、按摩、体操、拳舞、散步行走、慢跑、踏青等活动，以保养阳气、促进健康。

夏天虽然酷热，但"夏练三伏、冬练三九"早已在我国成为名句。在气候条件较差的情况下，坚持科学地进行游泳、打球、跳健身操（舞）、垂钓等活动，机体适应能力会大大提高，收效会更加显著。但在户外锻炼时间不宜过长、过累，注意防止中暑，练习时间最好安排在上午 10 点前或下午 5 点以后，具体选择可根据地域气温而定。

秋天，忽冷忽热，早、中、晚温差变化较大。体弱老人锻炼时，要活动到身体出汗时方可脱去多余衣服。注意不要把汗身裸露在凉风之中。秋天干燥，锻炼前后适当喝点水，保护呼吸道黏膜正常分泌。一般老年人在深秋时节，除游泳和冷水浴应谨慎进行外，其他有利于老龄健康的体育项目均可开展。

"三九"严寒朔风，老年人在冬季锻炼不仅能增强御寒能力，调节中枢神经系统活动，提高运动器官工作效率，抵抗疾病，增强体质，还有利于培养坚强意志和顽强精神。冬天是阳气收藏、固存的季节，宜行走慢跑、门球、拳剑操舞等，以滋养阴气、益身强体。冬季锻炼时，要注意防冰、防滑、防雾、防风沙、防冻，保护皮肤，预防感冒。同时，在锻炼前应做好充分的准备活动，防止挫伤、扭伤。对一些不利于在冬季锻炼的患者，应咨询医生，科学、合理地安排。

3. 运动要因人而异

老年人之间存在着年龄、性别、体质、心理、病情等个体性差异。因此，参加体育锻炼应注意掌握自己的身体状况，量力而行。最好在参加体育锻炼前，请医生对自己进行一次全面身体健康状况检查，在咨询医生后合理地选择锻炼内容，确定适宜的练习负荷，了解体育疗疾的适应证与禁忌证等。在长期练习中，更需要经常了解自己的脉搏、血压及健康状况，以便自我监督。一般来说，老年人运动后如感到心情舒畅，精神愉快，轻度疲劳，食欲及睡眠较好，早晨脉搏稳定，血压正常，原有病痛和疼痛得到控制、缓解、好转或痊愈，说明体质状况与锻炼承受力是相符的、可行的和安全的。反之，应减少活动量，并及时进行休息或就诊。为了安全、长寿，必须建立或养成在锻炼期间定期进行体格检查的习惯。只有了解自己，才能适应锻炼时遇到的外界不良环境对健康产生的影响。及时了解自己，才能选好适合自己锻炼的项目、内容、方法与手段，并合理安排好运动负荷。及时了解自己，才能逐步达到锻炼的目的，收到预期的效果，进而促进锻炼的自觉性和积极性，步入良性的循环轨道。

老年人在选择锻炼项目时，应根据个人的生活规律、身体健康水平和对体育项目的兴趣与技能基础等因素来考虑。一般体质较好的老年人，可选择有氧代谢的锻炼项目，如快速步行、慢跑、旅行、游泳、健身舞、健美操、交谊舞等；体质较差的老人可选择散步、甩手、太极拳、太极剑、保健按摩、医疗体操等锻炼项目。在选择运动项目时，应注意尽量选择全身性体育运动项目，不宜选择强度过大、速度过快的剧烈、对抗、竞赛、危险或患病禁忌的运动项目。

老年人在锻炼中采用的方法要适当，不宜效仿中、青年人的锻炼方式，应注意到：

一是采用的练习方法，应最大限度地使全身各部分都能得到活动，不宜采用只使某一肢体或器官局部负荷过重的方法。

二是练习的方法不要复杂，不宜对速度、节奏、力量、幅度要求过高，避免采用多变突变、快速猛烈、负荷过重、激烈竞争、引起机体内部剧烈变化的练习方法。最好采用方法简单、节奏规律、速度缓慢、没有对抗、负荷适当和避免身体骤然前倾、后仰、甩头、低头、旋转等动作的方法，尤其患有动脉硬化的老年人更须注意。

无论采用哪种练习方法，在练习过程中，呼吸要自然，最好用腹式呼吸，尽量避免采用憋气和过分用力等方法。

锻炼最好是在气氛轻松、愉快活跃之中进行，避免使用不良的方法引起精神紧张，导致意外事故的发生。

对患有各种老年慢性疾病的锻炼者，应遵照医嘱选择适合的锻炼方法和项目，以免适得其反。只有采用正确的练习方法，才能增进体质、防病治病、延缓衰老。如果采用的练习方法不当，久而久之，将会损伤机体，积累疲劳，造成睡眠不好、头晕无力、食欲减退、心跳加剧、心律不齐、血压上升等后果。所以老年人选择不当的锻炼方法是无益于健康长寿的。

合理的运动负荷是老年人锻炼应注意的重要问题。中外很多学者认为，在锻炼健体延寿方面的一切努力，应集中在一个目标上——促进机体形成新的适应。一般来讲，造成健康性适应的因素之一是运动负荷。老年人活动承受力必须有限度，不可随意改变适应过程。掌握合理的运动负荷应注意以下几点：

一是通过适量的锻炼不仅能调剂全天身心活动，促进积极休息，而且有利于增强体质，促进健康。

二是根据自己锻炼的不同目的，应有不同的运动负荷。如肥胖的老年妇女为减肥，可采用长时间有氧代谢的锻炼方法，承担较大的锻炼负荷量以加大能量的消耗。保健康复锻炼，则需进行太极拳、散步、体操之类的锻炼，承担较小的运动负荷量。

三是根据不同年龄、不同的体育运动内容确定运动负荷。以心率为例，在锻炼时老年人的适宜运动量为 170 次/分钟减去锻炼者的年龄数。如年龄 70 岁，那么运动后的即刻脉率以不超过 100 次/分钟为宜，运动后 5 ~ 10 分钟内脉率恢复到安静时水平较为合适。

对于不同的体育活动项目，其锻炼负荷表现在心率上是不同的，应控制在一定的心率范围内，下面举几项平均心率指标供参考：

太极拳（剑）为 100 次/分钟左右。

交谊舞、健美操、老年迪斯科、减肥操等非周期性的身体练习为 110 次/分钟左右。

门球、飞盘、乒乓球、台球等在 110 次/分钟左右。

老年人锻炼中可以参考上述指标，结合自我感觉或生理监测情况，不断地调整与适应，从而确定符合自身状况的锻炼心率指标。

4. 运动要动静结合

锻炼后的放松，可以消除肌肉、神经和内脏的疲劳，恢复、保护或提高肌力、反应速度、注意力、协调能力、气体交换能力以及各内脏器官的正常功能。

锻炼时要保持良好心境，使之在精神愉快和肌肉相对放松的情况下进行。锻炼结束后做好放松整理活动，在舒适、幽雅的环境中休息，并利用按摩、温水浴、局部热敷，有条件的老人还可采用氧和阴离子吸入等手段，以尽快消除因体力消耗和精神紧张所引起的疲劳。另外，锻炼阶段应坚持合理的生活秩序，遵守作息时间，保持良好的睡眠，注意科学营养和饮食卫生，克服烟酒等不良嗜好。这样可以使你在精力旺盛、精神振奋、体能和代谢良好情况下取得意想不到的效果。

"文武之道，一张一弛"。综观古今名人的养生理论，都提倡健康长寿既要动，也要静。其要诀在于"体动心静，动后静养"，认为锻炼时应注意"形劳而不倦"和动后静养都是一种有效的放松和调节。现代社会生活节奏加快，加上老年人退休后，心情烦闷和怀旧之情等情绪，都可缩短人的寿命。动后静养则可避免各种各样的贪求、欲望等负性情绪对身体的刺激，加强思想修养，提高道德情操，从胡思乱想的杂念中解脱出来。

5. 运动要持之以恒

运动锻炼最重要的就是要有恒心。老人锻炼时更应如此，切忌"三天打鱼，两天晒网"，或中途退却，以免前功尽弃。持之以恒，这是国内外健康长寿老人进行锻炼获得裨益的共识和经验。

人体的结构变化和功能的改善与提高，须靠经常性的体育锻炼才能获得。老年人的骨骼要结实，韧带要牢固，肌肉要有力，心肺要健康，都必须通过肌肉活动反复强化实现。如不能持之以恒，而是断断续续地锻炼，前次的作用痕迹就会消失，后一次锻炼的积累性影响也较小，就不能收到健体、祛病、延寿的锻炼效果。

五、两种适合老年人的心肺功能简易测定法

老年人有计划、有目的、坚持长期科学地体育锻炼，是取得锻炼效果的有效途径。在锻炼期间，老人总想要知道自己经过一个阶段的锻炼后，身体健康状况有什么变化和改善。由于条件限制，不可能经常到医院去检查。那么最好的办法，就是自己学会自我测定的方法。下面介绍两种"心肺功能简易测定法"。因为心肺功能是衡量健康与否的主要标志，可用它作为评价锻炼效果的重要依据。

1. 方法一：脉搏恢复测定法

经常锻炼的人，因运动而加快的脉搏会在运动后较快恢复，反映出良好的心脏机能和锻炼效果（表3-1）。

表3-1　慢跑3分钟脉搏恢复时间对照

		好	较好	一般	较差	差
男性老人	50~59岁	90次以下	91~95次	96~109次	110~114次	115次以上
	60岁以上	95次以下	96~100次	101~115次	116~120次	121次以上
女性老人	50~59岁	90次以下	91~98次	99~110次	111~124次	125次以上
	60岁以上	96次以下	97~105次	106~114次	115~130次	131次以上

2. 方法二：最高脉率测定法

为了老年人锻炼的安全和效果，对初次参加或体弱的锻炼者，提出警戒期心率数，在警戒数内可取得一定的锻炼效果。对患有心血管疾病的人，更要慎之又慎，遵医嘱。表 3-2 展示的是老年人运动时脉搏安全警戒系数情况。

表 3-2　老年人运动时脉搏安全警戒系数

性别	年龄	最高安全心率
男性老人	50~59 岁	140 次
	60 岁以上	130 次
女性老人	50~59 岁	140 次
	60 岁以上	130 次

第三节　减肥者的散步方法

体育锻炼是减肥最有效的方法，特别是有氧练习对减肥最有效。人体内有多种能源物质可供运动消耗，如果想减少脂肪就必须动用脂肪供能以消耗脂肪，散步是运动强度不大、持续时间长的运动，对减肥者来说是最好的选择。

肥胖是人类健康一大危害。由它引起的并发症有：糖尿病、高血压、心梗、脑梗、不孕症、乳腺癌、皮肤病等。

美国的运动生理学家鲍尔勒研究小组在比较了跑步、骑自行车、行走和什么都不做 4 种情况后，指出在减少体内脂肪方面，行走是最有效的。实验中 4 种情况均为每周 3 天，每天 1 次 30 分钟，这样坚持 20 周，科学家们发现，行走可以减轻体重 1.5%，减少体内脂肪 13.4%；跑步也可以减轻体重

1.5%，但体内脂肪只减少 6.0%。

体内脂肪是由许多脂肪细胞构成的。脂肪细胞数增多，或者变大的话，脂肪也就增加，这种状态也就是肥胖。因此，减少体内脂肪是最关键的问题。

为了减肥应多使用红肌，人的肌肉可分为红肌和白肌。其中，红肌的运动可以带动更多脂肪的燃烧。

红肌在缓慢的运动中，特别是有氧运动中才被使用，在 100 米跑这样需要瞬间爆发力的运动中是用不到。而且在使用红肌的有氧运动中最具代表性的就是行走。也就是说，分解脂肪最有效的运动就是使用红肌的行走。

行走运动不仅可以燃烧脂肪，还可以锻炼肌肉。最重要的是一旦减肥成功后，通过有规律的行走运动锻炼，可防止反弹。

特别是脂肪堆积于内脏周边的情形，不同于皮下的脂肪情形，无论怎么节食减肥都很难见效。这种情况下使用红肌的行走是最好的办法了。行走是在保证正常饮食的同时进行减肥的，所以既能锻炼肌肉，又可以最大限度地避免一般减肥所带来的副作用。

运动时，体内的热量源会燃烧，制造出热量以供身体活动，称为代谢。热量源有两种，一种是糖类，另一种是脂肪。

现在，我们以单位时间来探讨这两种热量源的效率。首先是糖类燃烧时，一次会产生较高的热量，但是量并不是非常多。脂肪一次不会产生较高的热量，但是量会比较多。换言之，利用瞬间运动能力进行的短距离跑或跳高等所用的热量是糖类。但是像步行或马拉松等运动，脂肪是热量源。

燃烧脂肪当作热量来使用时，需要许多氧气供应。像步行等较弱的运动，在运动过后，糖类会当成热量源使用掉。为了使脂肪燃烧，至少要持续运动10 分钟以上。

此外，慢慢地开始也很重要。如果一开始就拼命地往前跑，只有糖类会被大量燃烧，脂肪并不容易燃烧，身体反而会疲累。而且当身体的糖类减少时，会觉得肚子饿，成为吃得很多的原因，无法达到减肥效果。

有氧步行是一边把氧吸入体内，一边进行的有氧运动，所以能够把大量的氧摄取到体内。慢慢地花较长时间持续运动时，就能够使脂肪燃烧，所以走得越多越好。能够消耗掉多余的脂肪，减少皮下脂肪或附着于内脏的脂肪，就能够消除肥胖。

利用健康步行的方式快步走，会达到何种瘦身效果呢？

以体重 50 千克，20 岁女性为对象进行实验，调查用不同的速度走路时，1 分钟所消耗的热量，每分钟约前进 50 米的"散步"，消耗热量为 2.6 大卡。速度达到 70 米的"普通步"。则是 2.65 大卡；达到 90 米的"快步"会消耗掉 3.79 大卡的热量，依步行速度的不同，消耗掉的热量会产生很大的差异。

持续步行 30 分钟所消耗掉的热量约为 140 大卡，此数值和每分钟以 120 米跑 20 分钟的慢跑大致相同。不过与慢跑相比，不必担心损伤膝、腰的问题。是容易实行的健康步行法，是能够达到瘦身效果的有氧运动。

人和动物即使什么也不做，也需要最低限度的热量。称为基础代谢热量。胖人的基础代谢量非常少，甚至不到 1000 大卡。

换言之，摄取相同的饮食时，瘦人当成基础代谢消耗掉的热量会成为肥胖者的脂肪积存下来。

步行具有增加基础代谢量的效果。持续步行使血液循环顺畅，血液能够送达身体各个角落，所有的细胞都会消耗掉热量，因此能增加基础代谢量。

实验证明，只要持续步行，即使不做激烈运动，不限制饮食，也能自然消耗掉 300 大卡的热量。

步行时，体温还会升高至 38 度以上，能够降低体内脂肪合成酵素的作用，创造一个不容易形成脂肪的体质。

长距离慢速步行作为一项减肥运动。它为什么能够长盛不衰呢？因为一些研究表明并建议，以舒缓的速度走路能使身体燃烧更多的脂肪。对于那些对体重倍加关注的人来说，其中的精髓就是"减慢速度"，走得快意味着将会消耗更多的碳水化合物而不是脂肪。

首先，这个忠告似乎违背了逻辑。毕竟，大多数人都坚信运动强度越大，消耗的卡路里就越多，从而能燃烧更多的脂肪。然而，这个全新的健康哲学则意味着我们再也不用为了减肥而运动的汗流浃背，轻松的缓慢走路将彻底解决这些问题。

事实上，只要你在运动中消耗的卡路里多于你从食物中摄取的，通过长期的运动，你必将减掉多余的脂肪和体重。所以，运动速度的快慢并不是问题的关键。无论你以何种速度运动，你都会消耗一定量的卡路里。

当然不是每个人都必须以相同的速度运动。你可能知道这样的人，他们减肥的速度就像鸭子把水从羽毛上抖落一样快，他们多年来从不锻炼，但是，一旦开始运动，多余的脂肪就会迅速的减下去。

另一些人——可能你就是其中之一——已经严谨地进行了多年的锻炼。虽然他们身材略显苗条，但是体重依然如故。很显然，如果这些人们想减肥，他们就需要尝试一些截然不同的方法，但这并不意味着让他们降低速度。

那么，至少有一项研究似乎能够挑战长距离慢步走理论。西弗吉尼亚大学的研究员们在摩根市征召了两组志愿者——一组以高强度的锻炼，另一组以平缓的速率锻炼。两组运动时间相同，并且均没有遵循任何饮食方面的约束。

通过这项为期十一周的研究，高强度锻炼的志愿者们减掉了多余的脂肪，并提高了心血管的条件作用，而以平缓速率锻炼的志愿者们却毫无收获。有趣的是，前者表示他们开始自动地减少了饱和脂肪的摄入，而相应地增加了碳水化合物的摄入。显然，他们的身体很自然的提高了对高效能量的需求。

这些是不是就意味着如果想减肥，就应该以高强度——达到你最快心率的80%到90%——锻炼呢？"这种高强度的锻炼确实有一些优点，"此项研究的组织者兰德尔·比恩指出，"但是，它从某种意义上说也是毫无优点可言，比如你不喜欢快步走，这样做将影响你的锻炼。除此之外，对于那些患有心脏病、糖尿病或者哮喘的人来说，高强度的运动并不是安全之举。"

还有一个值得注意，这项研究持续了十一周，在这个相对较短的时间内，只通过锻炼就减少了体重。所以，在长期的实践中，两组志愿者不用改变饮食习惯，就能达到减肥的效果。

在长期的运动中，虽然快步走和长距离慢步走在消耗卡路里和燃烧脂肪方面有同样的效果，但是长距离慢步走还具备其他一些优点。例如，也许你会觉得大汗淋漓，心跳加剧的运动应该留给奥运会选手和专业运动员来做；或者可能你的身体条件不适合快速走路锻炼；或者你是那种宁愿缓步走五英里也不愿快步环绕街区一周的人。所有这些都是选择长距离慢步走的极为合理的理由。你要记住的是，减慢速度，延长距离，这样你就可以燃烧与快步走相同的卡路里。这非常有意义。不是吗？

这些年来，提倡长距离走路的健康专家，罗伯·斯维特高曾经撰写了多本关于走路运动的专著。他还为一些学校制订走路锻炼的课程表。这些能帮助老师们实施教学计划，以鼓励学生们积极地了解他们身体的构造，并通过走路来探索这个世界。

斯维特高之所以成为一位健康专家，完全是因为他的走路经历。事实上，他曾经7次徒步走遍美国，每次远足历时一整年。在这一年中，他的足迹遍布了美国50个州，他的行程路线长达11208英里。

凭借将近20年的走路经验，斯维特高认为舒缓的步伐对于任何年龄段的人都是最好的选择。"我坚信人体是一部适合以每小时 3.5 英里的速度走路的机器，"他说，"对大多数人来说。甚至从每小时 4 英里减到 3.5 英里也是有好处的。我曾以这两种速度环绕美国，比较发现，慢速走路带来的疲惫感要少得多。就我个人来说，我更喜欢毫无痛苦的慢速走路。"

斯维特高认为走路运动的目的是保持身体的健康，所以你应该尽可能的享受这种生活。你不需要费很大力气就能取得同样喜人的成绩。"在成千上万参加我的健身讲座的人当中，那些被希望和苦痛缠绕的人们几乎总是迫使他们自己不断加快步伐，"他说，"不要误解我的意思，我自己也时常做一些比较剧烈的运动。但是在这些运动中，例如，拄着手杖攀爬陡峭的山坡，或者穿上雪鞋攀登邻近的雪山。"

那么，以减肥为目的的走路又如何呢？斯维特高仍然认为距离比速度更重要。依照我的观点，你走的距离越长，消耗的卡路里就越多。"如果你把每英里的速度从 17 分钟缩减到 15 分钟，你每英里将多消耗 9% 卡路里。这就是我让人们以他们最适宜的速度走路，而不用担心自己是否走得足够快的原因。"

最后，选择快速走路还是长距离慢速走路取决于你的身体状况和个人喜好，做你认为适合你的运动就可以了。如果你的目的是减肥，就要知道无须快走，慢速、稳定的走路效果同样显著。

步行减肥时，要注意运动强度和运动时间这两个问题。

（1）要注意保持一定的运动强度。有数据表明，一天坚持中速步行半个小时，可以多消耗 300 千卡左右的热能，这样推算，一年即可减掉脂肪 15 千克。长时间有规律地进行有氧步行锻炼还可以促进人体新陈代谢，改善心脏血管状况。步行时间的长短直接影响减肥的最终效果。步行 1 小时和步行半小时比较，坚持 1 小时的人，减肥更有效果。当然，这种强度应该适可而止，不合理的增加步行锻炼强度，反而会对健康造成损害。运动强度应与自己的身体状况相适应。

（2）要合理掌握步行减肥最恰当的时间。调查研究表明，在晚餐前进行有氧步行锻炼，减肥效果最好。这主要是因为运动在一定程度上会导致食欲下降，步行1小时之后，人的食欲势必降低，这样晚餐势必摄入较少的食物，也就不容易长胖。此外，晚间的新陈代谢最弱，坚持在晚餐前步行锻炼，会增加机体的新陈代谢水平，同时消耗掉更多的热能，脂肪也就不容易产生了。

由此看来，散步锻炼既能大量消耗能量又能降低食欲，兼具了运动减肥和节食减肥双重功效，不失为一种经济实惠的减肥方法。

第四节　慢性病患者的散步方法

医疗康复散步是医疗体育中的一种锻炼方式。它指的是通过在平地或者不同倾斜角度的坡路上步行锻炼来辅助治疗疾病。在临床上，它主要作为治疗心血管系统疾病和呼吸系统疾病的辅助治疗手段，对冠心病、动脉硬化、糖尿病、肺气肿和慢性气管炎都有不错的治疗效果。

医疗康复散步主要适合外科手术术后恢复健康的人群。我们这里所说的慢性病患者主要包括3类人群：体质较弱，经常生病的人群；大病初愈、需要调理休养的人群；病情稳定、需要长期坚持治疗的人群。他们的身体状况虽然欠佳，但是并不妨碍运动。这些人可以通过体育锻炼，达到减轻甚至治疗的目的，使他们尽快摆脱疾病的困扰。

一、散步运动适合慢性病患者进行的原因

一般来说，所有的运动项目都有健身的功能。但是，相对于其他运动方

式，散步锻炼是最适合这些人的健身项目，原因有以下 5 点。

1. 散步运动简单安全

散步运动简单易行，运动强度缓和，对身体冲击力小，安全性高。慢性病患者体质较弱，不能从事跑步、游泳、打球等剧烈运动。因为剧烈的活动会使他们的病情雪上加霜，身体反而更加虚弱。

2. 散步运动可以满足锻炼者随时随地的锻炼需要

一些慢性病患者如高血压、糖尿病、冠心病等病症多与现代的生活方式分不开。现代社会，人们的生活方式发生了翻天覆地的变化，人们摄取的能量充足，出门习惯"以车代步"，上班、学习繁忙，没时间专门锻炼，导致运动量不足，即所谓的"文明病"。散步是人类最基本的运动方式，它不受场地、时间的限制，忙中偷闲就可以进行锻炼，弥补运动量不足，达到预防和治疗慢性病的作用。

3. 散步运动可以有效改善身体功能

慢性病患者多数都患有心血管系统、呼吸系统方面的疾病，他们心肺器官的功能比较脆弱。经常进行散步锻炼可以使其心脏功能增强，还可以促进血液循环，改善心血管系统的功能，加快新陈代谢的速度。散步锻炼还可以使呼吸肌发达，肺活量增加，提高呼吸系统功能。血液循环系统和呼吸系统功能的改善可以减轻慢性病的一些症状。此外，散步锻炼还可以提高人体免疫系统功能，增强对疾病的抵抗力，减少患病和反复发病的概率。

4. 散步锻炼能够促进机体对治疗药物的吸收

散步锻炼只是慢性病的辅助治疗手段，一些慢性病并不是通过散步锻炼就可以完全治愈的，主要还是依靠药物治疗。慢性病患者由于心肺功能代谢失调，限制了身体对药物的吸收，药物的治疗作用受到了影响。通过散步锻炼，改善了患者的心肺功能和新陈代谢状况，增强对进入身体的药物的吸收利用，使药物的作用能够充分发挥。散步锻炼和药物治疗，双管齐下，相互促进，从而使治疗取得更好的效果。

5. 散步锻炼可以调节情绪、振奋精神

慢性病患者长期受到病痛的折磨，难免会造成心理上的阴影，患者容易脾气暴躁、难以控制；或者是忧心忡忡，对生活失去信心，患上抑郁症。有些患者经过长期治疗仍然不见明显效果，产生消极心理，怀疑病症不能治好，严重者甚至忌医忌药。散步运动可以选择在患者喜欢的地方进行，这样会使他们情绪比较稳定。通过锻炼可以使患者排解对疾病的忧虑，以轻松乐观的心情和态度对待治疗和生活。当散步锻炼取得一定的效果后，患者战胜疾病的自信心就会增强。这样能够促使患者更加主动地参加散步锻炼，积极配合药物治疗，从而早日恢复健康。

二、如何通过散步锻炼达到最佳疾病治疗效果

1. 选择合适的锻炼场地

行走的场地最好选择在公园或者绿地，这里空气清新，行人、车辆都比较少，可以保证锻炼者的行走安全，而且新鲜的空气对健康有益。不管在坡路上还是平地上，都要尽量选择在平整的路面上锻炼，防止因地面高低不平发生摔伤等意外。

2. 根据个人的体质选择合适的运动量

在进行医疗步行之前，可以先让医生给自己进行一个全面的身体检查，明确知道自己的身体状况。根据医生的建议和自己的亲身感受制定出合适的运动量。运动量过小，达不到想要的锻炼效果；运动量过大，对身体不利，

容易出现身体疲劳且不易恢复；并且会出现呼吸急促、心跳加速、反应迟钝、食欲下降和睡眠不好等症状。

3. 在散步锻炼中注意以呼吸和心跳作为衡量运动量是否合适的主要标准

在进行医疗步行的锻炼中，由于运动量比平时要大，所以呼吸会稍微急促，心跳也会加快，这是正常的生理反应，但是呼吸过于急促、心跳频率剧增就不正常了。运动时心脏每分钟跳动的次数最多不能超 120 次，并且应在停止行走后 5 分钟左右恢复正常。如果不到 3 分钟就能恢复，说明运动量偏小，可以考虑适当增加锻炼的距离和速度；如果超过 6 分钟还不能恢复正常，说明运动量偏大，应该适当降低锻炼的难度，减少行走的距离或者放缓行走速度。

4. 制定行走路线

行走的路线应该符合自身的情况，开始应该简单一点，经过一段时间的锻炼后，身体素质提高了，再增加行走路线的难度。下面推荐一组从易到难的路线设计：

45 分钟内进行 2000 米的平路行走。选择一段 1000 米的路程，先用 22 分钟走到终点，休息片刻后，再用同样的速度走回起始点。

60 分钟内进行 2000 米的坡路、平路混合行走。在 30 分钟内走完 1000 米，其中包括 300 米左右的坡路，休息片刻，然后以同样的速度再重复走这段路程。

130 分钟内 3000 米的路程，首先选择 1500 米的一段路程，其中包括一座高约 50 米的小山。从起点走到终点的行走时间控制在 65 分钟内，每走完一段路程可以休息几分钟之后，按原路返回终点。

需要提醒的是，医疗步行的效果不是短时间内可以显现的，它是在不知不觉中改善身体状况的，经过几个月的锻炼后，行走者可以再去医院做一个全面检查，对比一下身体健康指标发生的变化。

三、慢性病患者在锻炼的时候应注意的几个问题

1. 散步锻炼要循序渐进、持之以恒

这是进行任何体育锻炼都需要坚持的原则。慢性病患者的身体是脆弱的，很容易受到伤害。如果开始锻炼时运动量较大，患者的身体不能马上适应，就容易造成伤害。人体素质的提高并不是在短时间内完成的，肌肉力量、心肺功能是不可能经过几次步行锻炼就有明显改善的，而是需要患者长期锻炼、坚持不懈，数月之后，效果才能显现。想"一口吃成个胖子"、急于求成，很容易给身体造成伤害，影响到疾病的治疗。

2. 制定计划和自我监督

每个人的身体状况都不尽相同，因此患者应该根据自身的身体素质制定适合自己的步行锻炼计划。开始时可在每次锻炼前制定出每次的运动量、运动时间和行走方式。经过一段时间的锻炼，对自己身体状况和步行锻炼有了明确的了解后，可以制定出一个阶段性的锻炼计划。在这一阶段性计划完成后，对自己的身体进行检查，以便针对自身的情况制定出下一步的锻炼计划。锻炼者最好准备一个笔记本，记录锻炼日记。每次都将锻炼时间、运动量、行走方式、锻炼前后的身体状况（包括心跳、呼吸、体重等）详细地记录下来，这样更有利于监督锻炼计划的实施，了解自身的状况。

3. 养成良好的生活习惯

良好的生活习惯可以帮助患者减轻病痛、早日恢复健康。生活习惯不良的话，可能会使病情加重。首先，慢性病患者要养成规律的作息习惯，按时睡觉，按时起床，按时吃饭，按时锻炼。其次，合理饮食，均衡营养，忌口。

每天的食物要粗细搭配，保证各种营养的获得，对于影响疾病治疗的食物，尽量少食，最好不食。最后，坚决做到不吸烟，少喝酒。

4. 积极配合药物治疗

有些慢性疾病仅靠锻炼是很难治愈的，必须依靠药物的治疗，步行锻炼只是一种辅助治疗的方法。在步行锻炼提高身体素质、增强机体免疫力的基础上，配合正确的药物治疗，争取尽快恢复健康。

5. 身体不适时不要勉强锻炼

在疾病处于复发阶段、病情比较严重的情况下，最好暂时停止锻炼，等病情稳定后再继续。如果身体有发烧症状，最好也不要锻炼。若在身体不适的情况下强行锻炼，则会加重病情，影响健康。

四、不同慢性病患者进行散步锻炼的方法

1. 心脏病患者的散步方法

对于已经患有心脏病，或有心脏病病史，或正在进行心脏手术的人来说，执行一个走路计划也能够创造奇迹。当你经常性走路时，可以增强你心脏的搏动功能，这样你在剧烈运动、精疲力竭的时候，你的心脏也不会轻易负担过重。此外，走路还可以降低你的血压，减少胆固醇堆积，并可以减少由于接受心脏手术而带来的心理上的不安情绪。因为你的心脏处在一个虚弱的状态，所以当你开始一个走路计划的时候一定要格外小心。你也会对哪些该做、哪些不该做疑虑重重，"我的步伐应该走多快""可不可以爬一爬小山""饭后走路可以吗""热的时候，冷的时候，潮湿的时候走路可以吗""感到疼痛该怎么办""我一个人走路能安全吗"等。

因为每个人都有各自的特点，所以你应该在开始锻炼之前就和医生探讨

一下这些问题。

医生也许会给你推荐一个具体的行走路线，作为整个综合性的监控心脏复原计划的一部分。

以下几点可以指导你在心脏康复过程中进行安全有效的行走锻炼。当然，也许有几条可能不适合你，关键取决于你的身体状况。记住，事先一定要和你的医生讨论。

让走路成为你康复计划的一部分。走路是一项神奇的体育锻炼，但是单单走路不能达到使你心脏康复的目标。你还需要从其他方面改变你的生活习惯。如果你吸烟，就必须戒掉；调整一下你的饮食习惯；学会调节和运用一些心理压力调节的技巧。

让医生给你确定一些极限。要明确自己在什么强度的压迫下会处在患心脏病的危险之下，确定这个极限是非常重要的。疼痛也许不是最好的患心脏病的信号，因为有些心脏疾病是没有疼痛感的。可以通过在你运动期间用心电图跟踪你的心跳频率，你的医生便可以告诉你在什么样的锻炼强度下，你不会处在患心脏病的危险之中。医生还会告诉你，在什么样的强度内锻炼是安全的。

问题在于要找到一段安全且有益的锻炼期限。你可以从每天走 5 分钟开始。但是在医生的允许下，你应该慢慢提高到每天至少 30 分钟，每周至少 5 天的锻炼强度。大多数人能在自我感觉的基础上进行自我监督。没有必要在走路的时候测量你的心脏搏动，或是佩戴复杂的脉动监视装置。

保持中等的步伐。"人们应该慢慢培养一种舒服地、轻快地迈步的习惯，可以边聊天边走路。"《迪安·奥内施博士的对抗心脏病的方案》的作者、医药学博士边安·奥内施先生这样说。他的这个建议看似非常简单，但这是建立在充分的科学证据基础之上的。

你真的不需要急着走那么快。走路的好处只是在你最快心跳的 45% 才能最大限度地体现出来，因此以中等步伐走路更为恰当。你应该避免速度过快、强度过大的行走，因为那对你的心脏来说坏处甚至大于好处。凭经验而论，不要做那种令你气喘吁吁的走路，不要做那种累得都顾不上和别人说话的走路。如果你想要从事高强度的锻炼，或是想要竞走或是赛跑，请一定要和医生商量一下。

不要考虑路程。要记住，你走路的时间才是最重要的，而不是路程。最合适的路程是你在 30 分钟内能轻松走完的路且包括返回的路程。

饭后也可以轻松走路。在享用完一顿大餐后，血液大量从心脏涌向胃部。要做剧烈运动的话，应该在饭后 2~4 小时后。饭后闲逛是不错的选择，事实上这有助于燃烧体内的热量并促进消化。但是为了避免消化不良，应该在饭后一小时进行这种走路（而一般的饭后进行走路基本上不会产生什么问题）。

测量体温。温度的极端变化会使你的心脏处于危险之中。如果室外比较冷，那么在走路前你应该花些时间做热身运动。如果室外比较热，那么你就应该减缓你的步伐，并在走路途中喝足量的水。或者你可以考虑在气温太高或太低的时候去最近的商场避一避。对于患有心脏疾病的人来说，根据气候变化进行环境调节是必要的。

不要害怕一个人出去。除非你患有突发性的心绞痛（这种病的主要症状是胸口的剧烈疼痛）或者其他一些能引发紧急医疗情况的健康方面问题，那么你就应该可以独自出去走路。诚然，和你的知己或是和你的配偶、朋友一起锻炼会使整个锻炼过程更轻松，并会让你坚持你的计划。但从医学上来说，这样做不是必需的。

防止手部脂肪堆积。很多这方面的专家对手部脂肪堆积很重视。因为对于患有心脏病的人来说是很危险的，这会升高血压。

在水平地面走路。如果山坡比较陡，走路会造成心率过速，你应该尽可能避免这种情况。如果这比较难办，那在爬山过程中就非常有必要停下来，让心脏休息一下。不要死撑到底。

注意自己的感受。如果你觉得你的锻炼强度太大，那就把步伐放慢一点。或者休息一会儿，然后再继续。（伴有坏血症状的病人需要向医生咨询有关脉动方面的建议。这些人可以在走路时佩戴一个心率监测器，以保证他们的心跳在一个特定的安全范围内。因为他们可以在感觉不到任何疼痛甚至不伴有呼吸急促的状况下便受到心脏病的袭击。）

或许你听说过，在运动之后不经历减缓过程而突然停下来对你的心脏来说是非常危险的。如果你一直是以一种中等的步伐走路，那么即便突然停下来也不会产生诸如心律不齐等现象。

在疼痛的情况下，要记住"三乘五法则"。随时携带硝化甘油片剂。如果你在走路过程中遇到了各种胸部的不舒服，要立即坐下来。接下来就按照某心血管疾病康复中心所称的"三乘五法则"来做。如果你的疼痛感持续了 1 分钟还没有退去，请在你的舌下含 1 片硝化甘油片剂。再等 5 分钟，如果你的疼痛感还在持续，再含 1 片。15 分钟一共含 3 片。只要你的疼痛一退去，就可以继续走路了。要是 15 分钟后，你的胸部还是疼痛不止，那就拨打急救电话或让人开车送你去医院看急诊。

2. 高血压病患者的散步方法

高血压是常见的心血管疾病。它不仅患病率高，而且常引起严重的心脑肾并发症，是脑卒中、冠心病的主要危险因素。

据世界卫生组织统计，世界各地高血压患病率在 1%～18%，据推算，全世界约有 5 亿高血压患者。目前全世界每年死于高血压患者达 1200 万人。如果开展好防预工作，采取健康的生活方式，适当的运动，可以减少 600 万人死亡。高血压不仅很常见，更重要的是它还是脑血管硬化及其他一些心血管疾病的危险因子。因此，高血压在整个心血管疾病中占有关键地位，可以有把握地说，只要控制住人群中的高血压，心血管病的防治就有希望了。

大量的医学统计资料表明：适当的健身走跑锻炼，对稳定血压和降压是有效的，在整个高血压治疗过程中是十分重要的，不仅可以提高降压药物的治疗效果，同时可以调整心理活动，增强体质，有利于高血压的恢复。

一般来说，高血压患者不易做剧烈的、强度较大的运动，步行和慢跑为适宜。有关研究表明，高血压患者在平地上进行较长时间的步行，可使舒张压下降，步行2~3公里，可调整大脑的兴奋和抑制过程，有减轻血管活动失调的作用。同时改善大脑供血，消除紧张情绪，使神经系统对外界各种刺激的耐受能力和反应能力提高。通过锻炼可以加强机体的代谢过程，消除体内过多脂肪，减轻心脏负担，步行和慢跑锻炼还能使肌肉和周围血管舒张，保持血管弹性，减少血管阻力，降低血压。

高血压患者在进行步行和慢跑锻炼时应注意以下几点：

（1）要定时。高血压患者要做到生活有规律，锻炼活动也要定时。

（2）要坚持不懈。只有长期坚持锻炼才能达到增强体质的目的，而无规律的断断续续地锻炼，常使人血压波动。

（3）要量力而行。健身锻炼必须根据自己的身体条件和患病程度来决定。盲目地进行过度锻炼，不但达不到健身目的，甚至会引起严重的并发症，所以活动强度最好在医生指导下进行。锻炼中应注意心率和血压的变化，若心率明显加快，血压升高，应减少活动量。

（4）锻炼时，要保证呼吸通畅，身体放松，尽量避免紧张用力及憋气、屏息等动作，体位变化不宜过快，不要过多做低头、弯腰等动作。

（5）在健身锻炼中，观察脉搏的变化，脉率一般应在运动后3~5分钟恢复；运动后疲劳感在 1~2 小时以内消除。若脉率长时间不恢复或运动后感觉有严重不适，应予调整减少运动量。

（6）如果严重心律失常、心动过速、严重心动过缓、心功能不全、明显心绞痛、脑血管痉挛，或因其他疾病引起血压升高者，不宜进行锻炼，待症状改善后再参加轻微的运动，方式应以步行为主。

3. 动脉硬化患者的散步方法

引起动脉硬化的因素是多方面的，血脂高、胆固醇增多、动脉血管壁平滑肌增生、血液高凝状态形成和血栓形成等都会导致动脉硬化，虽然动脉硬化发展下去危害较大，但也可以防治。在人体的血液里有一种叫高密度脂蛋白的物质，它在血液中四处游戈，专门劫杀多余的胆固醇，送往肝脏，排出体外。

目前已证实，运动可以改变脂蛋白构成的比例，尤其是步行和慢跑一类的低强度、长时间、持久性的运动，是影响脂蛋白代谢的主要因素，比强烈的运动更为有益。对于抗动脉硬化来说，研究人员指出：不在于运动的强度，而在于运动的持续性。

美国科学家对参加健身走跑的人的饮食和体内胆固醇含量进行分析比较发现，虽然他们与不参加走跑步的人在食物类型相似，但体内胆固醇含量相差很多。高密度脂蛋白的数量也有很大区别。走跑步者体内高密度脂蛋白量之所以高，是由于长期坚持走跑能在体内产生一种活动酶，正是这种酶促进了高密度脂蛋白的形成。

如此看来，进行健身走跑锻炼，可以减少人体内的胆固醇含量，对预防动脉硬化有很好的效果。对已患有动脉硬化的人来说，进行适度的健身走跑锻炼也是有好处的。实践证明，原患有冠状动脉粥样硬化的人，在改变生活习惯，进行适当的运动后，通过血管造影和用扩张血管药物试验证实：症状得到缓解，管腔狭窄亦有所减轻至消失。

4. 冠心病患者的散步方法

对冠心病患者来说，如果运动方式、方法和强度选择不当，不但健身不成，还会造成不堪设想的后果。冠心病患者本身已有疾病，不能承受大负荷量运动，而单纯靠吃药静养不是最好的治疗方法。因此，作为治疗的辅助手段，就需要选择合适的运动锻炼。

冠心病患者参加适当的运动锻炼，有助于增加心肌的氧供应量，促进心肌形成侧支循环，或增加原有侧支循环的血流量，提高血液循环系统的反应能力；有助于改善脂质代谢，降低血胆固醇浓度，并减轻粥样斑块在血管沉积；有助于改善情绪，转移患者对疾病的注意力，调动患者内在积极因素，减少或减轻病痛，从而达到健身的目的。

那么，哪些冠心病患者适宜体育锻炼呢？

（1）高脂血症伴可疑心绞痛者。

（2）心电图运动试验阳性，但不需服抗心绞痛药者。

（3）心绞痛已初步控制，不必服或基本上不用服抗心绞痛药者。

（4）急性心肌梗死恢复期患者，病情已控制且稳定，逐渐康复者。

上述情况可在医生的指导下进行小运动量的锻炼。一般来说，冠心病患者较适宜的锻炼项目是步行，包括散步和慢跑，或走跑交替。制定适当的运动量是冠心病患者进行体育医疗能否成功的一个关键，对治疗早期冠心病患者进行体育医疗能否成功的一个关键。对治疗早期冠心病患者来说尤其如此。运动量过小不能真正改善心肌的血液供应，提高心脏的工作能力，过大会引起心绞痛或激发其他症状，甚至会造成生命危险。所以要达到既有效又安全的运动量不是很容易的。应严格遵守个别对待、因人而异的原则，根据自己的具体情况来确定运动量，每次的运动负荷要灵活掌握，量力而行。

以下介绍两种适合冠心病患者锻炼的步行方式。

（1）散步和急行：特点是简便宜行，运动量易控制。急行比散步对心脏的锻炼价值更大。据测试，快速步行（每分钟100步以上）可使心率增至100次/分钟以上，但应注意步态稳定，步幅均匀、呼吸自然。如体力不耐受，可随时减慢速度。单以散步作为锻炼项目者，每次散步45分钟至1小时，每日1~2次，或每日走800~2000米，中间穿插急行。

（2）定量步行：又称医疗步行，是逐渐锻炼心脏、提高心脏工作能力的好方法。这种步行包括在平地、上坡和下坡。决定这种步行负荷的因素有：距离、登坡次数、坡度、行进速度、中间休息的次数和时间。

最初在平坦的路上步行，距离从1000米、2000米开始逐渐增加，依个人情况而定，体力稍好的可在有短程低坡度的线路上步行，在身体和天气尚可的情况下，每天或隔天做一次定量步行，有利于锻炼心脏的工作能力。

冠心病患者不同于其他疾病患者，每次锻炼前后应做好准备与恢复运动，若未经准备，突然进行大运动量的活动，容易引起心肌缺血而诱发心绞痛，同样，未经放松运动就突然停止活动，也易引起心脏不适，甚至产生不良反应。若在运动过程中出现气促、眩晕感等症状，应增加间歇时间，或穿插平稳的呼吸练习。如觉极度疲劳、胸闷或心前区、左上臂、左颈部有紧迫感或作痛感，应立即停止运动。

5. 糖尿病患者的散步方法

糖尿病是一种因胰岛素绝对或相对不足，而导致的体内糖代谢紊乱，血糖升高的糖尿病。大致可分为两种类型：1型称之为胰岛素依赖型，2型称之为非胰岛素依赖型。1型病人需要长期进行皮下胰岛素注射来控制血糖。2型糖尿病则常常是由于饮食过量、缺乏运动，致使身体肥胖、体重过大而引起的，因而大多数人无须注射胰岛素，而通过适当的体育锻炼来控制血糖。

1 型糖尿病人，如果血糖控制得很好，仅仅有轻微偏高，没有酮症酸中毒，适量运动可以降低血糖，并可减少外源性胰岛素的注射。也就是说，1 型糖尿病患者，在血糖得到很好控制时，才能参加体育锻炼。2 型糖尿病人应更多地锻炼，以便消耗多余的能量，减轻体重。

健身走跑包括散步是比较适宜糖尿病人的身体锻炼，它可以使患者体力增强，心情舒畅，思想开明，解除大脑皮层的抑制状态，使患者的代谢紊乱得到改善，对糖尿病人来说，健身走跑锻炼本身具有胰岛素一样的效应。所以，目前临床上已将体育疗法提到一个非常重要的位置。尤其是肥胖的糖尿病人更为适宜，通过锻炼，可以减轻体重，使血糖水平显著下降，起到减少药物剂量的作用。健身走跑锻炼，还可以增强胰岛素的敏感性，改善脂蛋白浓度，有益于防止并发症。有些消瘦的病人，在药物治疗的同时，辅以健身锻炼，可以使体重适当增加，症状得到改善。实践证明：糖尿病人经过一段时间的走跑锻炼，空腹及餐后血糖明显下降，胰岛素释放也有所改善。因此，健身走跑锻炼，对糖尿病人的体质恢复不失为一种有效的好方法。

那么，糖尿病人每次锻炼多长时间、多大强度合适呢？不同类型的糖尿病人的需求是不同的。同时，还要依据年龄、性别、身体状况来确定。对于胰岛素依赖型病人可采用持续时间较短而重复次数较多的方式，如每次 20 ~ 30 分钟，每日 1 ~ 2 次；非胰岛素依赖型病人，则应采取持续时间较长的活动方式，以便尽可能多地消耗能量，每次锻炼时间以 40 ~ 60 分钟为宜。

糖尿病患者的锻炼强度怎样控制呢？一般认为糖尿病人的运动强度与同龄健康人的运动强度相似，锻炼时可采用心率作为控制强度的指标。即在整理运动结束时，脉搏数＝170-年龄。运动时间为 30 分钟以内，此强度为中等强度。年龄偏大，病情控制不太满意的 2 型糖尿病患者、中青年合并有心血管疾病的临床患者，可选择低强度运动量。其余的人则应从低强度负荷开始，以病情稳定，无进行性加重为度，逐渐增加运动量。运动一般要求在餐后半小时进行，这样既有利于葡萄糖的吸收，又可以防止低血糖的发生。

前边提到，运动本身有胰岛素样的效应，因而，运动又可能引起低血糖反应，这是糖尿病人在锻炼中最常遇到的问题。对糖尿病人而言，低血糖可能由以下原因引起，如胰岛素过量或由于运动引起胰岛素的吸收过快。这种情况常常是使用短效胰岛素或注射点离活动肌肉的距离太近造成的。低血糖可能发生在运动过程中，也可能发生在运动结束后 4~6 小时内。为了避免这种情况发生，糖尿病人在参加锻炼前可适当减少胰岛素的剂量或适当增加糖的摄入。

采取以下措施就可将低血糖的危险控制在最小范围内：

（1）锻炼初期要经常监测血糖，以便找到血糖变化的规律。

（2）运动前适当减少胰岛素的剂量或增加碳水化合物的摄入。

（3）将胰岛素注射在运动中相对不活动的部位，如腹部。

（4）在胰岛素活动的峰值期不要参加体育活动。

（5）参加较长时间活动时，增加含碳水化合物的零食。如饼干、面包等。

（6）和同伴一起参加锻炼活动。

糖尿病患者参加走跑锻炼，要因人而宜，适可而止，锻炼要持之以恒，不要中途停止。只要糖尿病患者正确合理地控制饮食，按时服用药物，并配合适当的体育锻炼，糖尿病患者完全可以过着和正常人基本相似的生活，同样可以享受人生乐趣。

6. 关节炎患者的散步方法

多年以来，很多专家都相信运动会对那些患有关节炎的病人们产生不好的影响。导致关节炎的最常见的原因就是软骨组织逐渐受到了损伤，因为软骨是一种类似于海绵的物质，它能够对关节起到保护作用。随着时间的推移，软骨组织的损伤最终会导致关节的僵硬和疼痛。

好多患有关节炎的人都不愿意投入到适当的走路运动中是因为，他们认为每天的走路将会加重他们的病情。

但是现在我们知道他们的想法都是错误的。研究表明，走路能够减轻关节炎的症状。随着你走路迈出的每一步，你的脚、膝盖和髋关节都会得到清洁和保养。

"软骨不能从血液中获得营养，因为它只能依靠关节的活动来挤出废物。随着你一步一步的行进，你的软骨组织就会像海绵一样从它周围的组织液中吸收新鲜的营养。"物理治疗家小玛丽安这样解释道。她同时还是一名哲学博士，哥伦比亚密苏里大学健康学院的副教授。

想象一下吧，每当你走路的时候，就仿佛带着你的关节光临自助洗衣店一样。

（1）适当的行走散步能减轻关节炎的症状。没有什么证据能够证明运动是引发关节炎的罪魁祸首。恰恰相反，运动可以成为治疗关节炎的灵丹妙药。

斯坦福大学的研究员们作了这样一项研究，他们征募了 51 名男女，让他们每周进行大约 3 小时的跑步运动。在研究的过程中，他们让一些人减轻了运动量，而同时令其他人或保持原来的运动量或增加了运动量。两年后研究员们对这些人的膝部 X 光片进行比较，他们发现在这些人当中没有任何一个人的膝盖的关节上出现那些证明患有关节炎的微小的块状隆起。

这项研究的发起者詹姆士·苏恩奎斯特（医学博士、斯坦福大学医药学副教授）说："那些从事跑步锻炼 25 年的人已经达到了每周要跑 40～100 英里的程度，而他们的状况却要比那些懒得动的人们好得多。你们可能认为那些跑步的人们的 X 光片要比那些不跑步的人的 X 光片要坏，但是实际情况并不是这样，他们并没有什么区别。而跑步的人却会比那些不爱运动的人少一些疼痛和无力的感觉。"

如果连跑步都不会促使人们得上关节炎或是加重关节炎的病情，那么走路当然也不会。这就可以培养起你进行走路运动的兴趣。

（2）无痛走路战略。如果你患有关节炎，并且你没有开始进行任何形式的运动的话，小玛丽安博士建议你每个星期利用 4 天到 6 天的时间进行适当程度的走路（适当程度的意思是在你走路的时候边走边唱歌并不会感到呼吸急促的程度）。你的目标应当是每天至少要累计进行 30 分钟的行走。当然，你必须慢慢地达到这个目标。最初的时候，你可以把 30 分钟的任务分成 3 个 10 分钟，然后用一整天来完成。每当你进行 30 分钟行走的时候，你应该在前 5 分钟或 10 分钟慢走热身。一旦热身完毕，你就应该做一些伸展运动。伸展运动能够为你的关节制造空间，这样会减少不适的感觉。这样直到你感觉到了舒服的时候，你就可以大踏步前进了。当走路接近尾声的时候，你要放慢一点步伐使自己平静下来。如果这时你还有时间，就可以再做一下伸展运动。

（3）给有伤膝盖的额外帮助。如果事实证明你还不能忍受走路时膝盖所产生的疼痛，请不要丢掉运动鞋，而应该给你的关节一些时间来进行调整。你可以买一些非处方类的止痛药或从医生那里开取一些药物来消除疼痛。当然，最好买那些医生推荐的品牌并按照医生的嘱咐服用适当的剂量。

另外，下面的一些方法可以帮助你减少走路时所产生的疼痛。

用橡皮膏裹住你的膝盖。英国的研究员在 14 个患有关节炎的人身上采用了这种方法，结果这些参与的人都说他们的疼痛感减轻了 25%。研究员得出结论：在人们长出足够强壮的肌肉来保证膝盖处在正确的位置上之前，橡皮膏能够帮助校正膝盖骨的位置。在你自己给自己的膝盖裹橡皮膏之前一定要让一位物理治疗学家给你演示一次具体的操作程序。你需要使用的是那种具有强力黏性的橡皮膏，而不是弹力绷带。由于这种橡皮膏对皮肤不好，所以你最好不要每天都使用，而且只要你的膝盖骨不是偏离得很严重，你就不用使用橡皮膏。

磁铁实验。虽然目前没有什么科学依据能够证明磁铁可以帮助人们减轻疼痛，但是很多人，包括很多运动员也都使用磁铁。但是你要知道，这里所说的磁铁不是那种普通的家用磁铁，而是具有治疗作用的磁铁，是经过独特设计的，它的磁性要比普通的家用磁铁的磁性大很多，在很多药店和商店里都可以买到。

如果你觉得长时间的走路将会使你离家越来越远且返回时将会很麻烦的话，你可以选择一条离你们家不远的小型环行路。这样即使你走了 30 分钟，你也不会走出一个街区。

走路时带上两根走路手杖，就像拿着两根滑雪杖一样，这样可以减轻你的膝关节所承受的压力，而且另外的好处是会使你的热量消耗得更多并使你的上半身更加强壮。

不要背多余的背包。由于人体结构，体重每增加 1 磅就等同于对髋关节、膝关节和踝关节增加了 8~10 磅的压力。因此，如果你减掉 5 磅的重量，你就会减少相当于 50 磅压力所带来的疼痛。

7. 抑郁症患者的散步方法

据世界卫生组织最新统计，全球目前至少有 5 亿人存在各种精神心理问题，占全球人口的 10%，其中 2 亿人患有抑郁症，是当前常见的心理疾病。抑郁症的患者常有痛苦的内心体验，是"世界上最消极悲伤的人"，自杀率高达 12%~14%，所以被称为"第一号心理杀手"。

行走和跑步能提高心血管系统和呼吸系统的功能，同时，行走和跑步对神经机能下降和精神抑郁的人也大有裨益。

美国的健身专家发现，长期有规律地参加走跑运动可有效地减轻抑郁症状，据对 120 名患者所做的试验证实，在坚持每天快走或慢跑半小时 3 个月后，90% 的患者自诉抑郁症状有所减轻，其中有 20% 的患者自感症状基本消失。

专家们经研究证实，走跑时人体脑啡肽分泌量会明显增加，而脑啡肽是由大脑分泌，能振奋情绪的生化物质，因而长期坚持走跑可使人产生一种特别的欣快感。正因为如此，抑郁患者的症状便会神奇地"无药自轻"了。

此外，长期坚持走跑锻炼能使体内产生大量的儿茶酚胺物质，超出正常水平的 6 倍，儿茶酚胺能加强大脑皮质的兴奋过程，提高人对刺激的敏感性，使人精神愉快，自我感觉良好，食欲增加。这是儿茶酚胺引起人体内代谢变化，特别是电解质变化的结果，而长期精神抑郁的人的儿茶酚胺的分泌量极低。

走跑能使抑郁症病人摆脱困境，感觉良好，不再专注于自身的不良感觉，减轻疲乏感，增加勇气，帮助改善思维方式，恢复对生活的自我控制能力。

抑郁症患者在进行走跑锻炼时，应根据自身的条件来掌握好运动强度、运动时间和运动频率。

（1）运动强度。运动强度是体育锻炼疗法的核心，是取得良好锻炼效果和安全性的关键，一般情况下，采用心率的指标来确定运动强度。高强度的心率每分钟为 130~160 次，中等强度的心率每分钟为 120~140 次，小强度的心率每分钟低于 110 次。对于患者个人来说，由于个体存在着差异，所以运动时的强度应有所不同。一般采用中、小强度锻炼、不宜采用高强度运动。

（2）运动时间。运动时间是指每次持续运动的时间。由于运动时间和运动强度的乘积决定运动量。因此，在确定运动时间时，应根据患者个人的实际情况而有所区别。对于症状较重的人来说，最好是采用低强度较长时间的运动，一般是 20~50 分钟；对于症状较轻的人来说，可进行中等强度的运动，时间可为 30~60 分钟。

（3）运动频率。运动频率是指每周参加锻炼的次数。根据患者个人的具体情况，以及锻炼时的强度与时间，运动频率应有所不同。一般刚开始参加运动时，每周 3~4 次为宜，最好采取间歇安排。一旦身体适应，症状减轻或有好转时，可每日运动一次，这样能产生较好的锻炼效果。

抑郁症患者进行慢跑锻炼时，应注意运动卫生，注意运动场地和时间的安排合理，每次锻炼前后要做好充分的准备活动和整理活动。运动中要进行自我观察和监测，出现指标异常情况时要停止运动，查明原因。每次锻炼后有微汗，有轻松舒畅感，脉搏 10 分钟恢复到安静状态，食、睡没有受到不良影响，次日体力无异常时，说明运动量适当；如果锻炼后大汗淋漓，头昏眼花、胸闷胸痛，心悸气短，食欲不佳，脉搏 15 分钟内恢复不到安静状态，甚至整天比前一天快，次日感到周身乏力，原有抑郁症状加重，则表明运动量过大；如果运动后身体无发热感，脉搏无明显变化，并在 3 分钟内恢复，说明运动量不足。要想使走跑锻炼达到治疗的目的，锻炼时不可急于求成，要科学地安排锻炼内容，持之以恒地进行锻炼。

8. 癌症患者的散步方法

长期参加健身走跑锻炼，不仅能增强体质，磨炼意志，提高抗病能力，而且可预防某些癌症的发生，"健身走跑锻炼能防癌"已逐渐成为人们的共识。

外国著名医学家范阿肯教授，对健身锻炼与防癌之间的关系进行了长期研究，他发现：常年坚持健身锻炼的人，患癌的可能性仅是缺乏锻炼者的 1/9。为验证这个研究结果，他对 450 名经常参加健身锻炼的中老年人和 450 名不常参加锻炼的中老年人进行长达 38 年的跟踪调查。结果发现，前者患癌症的仅有三人，而且都还存活，而后者却高达 296 人，其中 17 人已经死亡。同样的年龄，在同一期间内，坚持锻炼比不坚持锻炼者得癌率少 90%，而且坚持锻炼的患者死亡率也比不锻炼者小得多。

那么，步行锻炼能防预癌症的机理何在呢？研究发现：

（1）锻炼能使人体体温升高，可以防止癌细胞在生成，并能将癌细胞处以"死刑"。据测定，锻炼时肌肉产热比安静时增加 10~15 倍之多，使人体体温暂时性升高。如跑步时可上升至 39~40 度以上。科学家发现癌细胞对热的承受力远不如正常细胞，尤其是在有丝分裂期和脱氧核糖核酸合成期容易被热杀灭。

（2）锻炼使人体吸入比平常多几倍至十几倍的氧气。研究人员认为："一个人每天获得的氧气量比平时多 8 倍以上，就可以预防癌症，即使得了癌症也能延长生命。"一般人安静时每分钟吸氧量为 4~7 公升，而运动时可达到 100 公升以上。吸氧量的增加，气体的频繁交换，可将体内的一些致癌物排出体外。

（3）锻炼能提高人体制造白细胞的能力。科学研究表明，运动会刺激体内某些激素的分泌，加快骨髓生成白细胞的速度，使白细胞数量增多，存活时间延长，增强吞噬细胞的能力。这样，一旦体内出现少量的癌细胞，很快就会被众多的白细胞围攻歼灭。

（4）锻炼能有效地增强免疫功能。在癌变发生、发展的过程中，免疫功能十分关键。而人体内发挥抗癌能力的免疫功能，主要依靠白细胞里的淋巴细胞。经常参加走跑锻炼，可使血液中的白细胞增加 50% 左右，白细胞增多，免疫功能越强。其歼灭癌细胞的数量也就越大。

（5）锻炼提高了机体的代谢能力。新陈代谢能力旺盛，能有效地延缓衰老细胞的癌变。如果人的运动量不足，体内多余的热量就会转化成脂肪在体内堆积起来，使体型发胖。而肥胖，不仅是多种疾病的诱因，也是癌症的隐患，据统计，肥胖者患癌的概率是正常人的两倍以上。

（6）锻炼能改善消化及排泄机能。经常锻炼的人食欲旺盛，消化能力强，这样，就能从食物中吸收更多的营养，加速抗癌细胞的生成和增殖。坚持锻炼，排泄通畅，减少食物中某些致癌物质在体内滞留的时间，从而避免致癌物过久的刺激肠黏膜而导致大肠癌。此外，运动中的大量出汗，还可把体内的某些致癌物排出体外。

（7）锻炼能改善人的情绪，消除忧愁烦恼。临床发现患癌症的人，有3/5是由于情绪受到压抑或精神受到刺激而发病的。美国著名肿瘤专家指出，癌症是免疫功能的失败，而免疫功能的失败是在精神平衡破坏后产生的。运动时大脑会产生令人身心愉快的物质"内啡肽"，消除忧愁和烦恼，抵制不良情绪的侵蚀。

对于已患癌症的患者也应鼓励其参加健身走跑活动。运动有即刻增加情绪作用，有助于改善心理状态，能刺激食欲，增加体重，增强身体功能，维持生命质量和延长寿命。医生对49例癌症患者进行运动监测，每周训练3次，共10周，运动量为储备心率的60%~80%，结果，在18例成功治疗的患者中，40%有氧能力增加，恶心反应少，有些癌变被治愈，病人的身心有明显的改善。

当然，癌症病人的健身锻炼应在医生指导下进行。运动方式及运动量要因人而异，各不相同。总之，体育锻炼对于癌症病人是最好的辅助治疗，可以改善生活质量，促进治愈，有益于身体的康复。

第五节　外科手术后的散步方法

一、一般术后恢复锻炼

术后3个月内避免重体力劳动、性活动、饮酒。因为恢复到术前状态通常需要 2~3 个月，应多休息，注意保暖。

食物应该多样化，多吃鸡、鱼等蛋白含量高的食物。每天喝鱼汤对伤口的愈合有很多好处，多吃水果和蔬菜，保持大便通畅，忌吃辛辣。适当活动、适当锻炼，可在饭后散步、慢跑，避免过度疲劳，不要急于恢复到以前的身体状态，保持充足睡眠，保持心情舒畅。

二、剖腹产术后锻炼

产后 3 个月可以进行一些不太剧烈的运动，如产后恢复操，短距离的游泳和跑步。半年以后运动量可以逐渐增加。

三、心脏搭桥术后锻炼

实施搭桥手术的主要目的是预防心肌缺血，将心肌梗死的风险降至最低，改善病人的生活质量，使病人尽可能恢复正常生活。适当的运动有助于心功能恢复，改善血压状况，控制血糖，促进血液循环。

但是运动是需要因人而异的，因为每个病人的年龄、体力、术前心功能状态、病变类型、生活习惯不同，难以制定统一标准。一般认为，术后病人清醒并拔除气管插管后即可开始简单的肢体、呼吸功能的锻炼，如在床上进行深呼吸、咳嗽，翻身，四肢的简单伸屈活动等。深呼吸、咳嗽是每个病人必须完成的动作，可以促进肺泡扩张，预防肺不张和肺部感染，改善机体氧合情况。手术后第一日多数患者尚不能拔掉引流管，活动一般仅限于床上进行，在手术当日的基础上，活动量有所增加，可以自行坐起，进食。术后第二日拔除引流管后多数病人即可下地活动，开始可以在他人搀扶下行走，或手扶病床行走，如果情况允许可以到病房外活动。另外，进食、输液时尽量坐着，不要总在病床上平躺。术后第三天基本上可以根据自身情况自由活动，可以制定一个活动计划，逐渐增加行走距离的长度。术后一周多数病人可以出院休养。

出院后可以根据术前身体情况有序地进行身体锻炼，如散步、做简单家务、外出采购、适当健身运动。总体来讲需要把握一个度，即要循序渐进，量力而行。以不感到疲劳为准，如感到疲劳无力、胸闷、心慌，则必须休息，甚至吸氧或服用一些扩冠药物，如硝酸甘油等。活动时间逐渐延长，但不要在空腹、饱食后进行。在寒冷或炎热的天气运动也需特别注意保暖、补充水分，一般术后1~2个月可以恢复到手术前的运动量。如果情况允许可以进行较为剧烈的运动，如旅游、爬山、跑步等。

四、癌症术后锻炼

癌症病人术后适当的全身活动是必要的，但要以身体状况允许为前提，因人而异。具体而言应遵循以下几条：

（1）术后如无禁忌，病人应在1~7天后离床活动，即早期离床活动，可由家人搀扶在病房里走动，促进身体各部位机能的恢复。

（2）如果手术创伤较重，术后体力较差，不能下床，可在床上作肢体运动和翻身动作。

（3）如果身体恢复良好，可以逐渐加大运动量，增加锻炼内容，从散步、气功、太极拳到做操乃至慢跑。

骨瘤手术后锻炼方法：

（1）鼓励病人进行功能锻炼，防止肌肉萎缩、关节僵直、静脉血栓。

（2）术后1~3天，主要锻炼肢体肌肉的收缩运动，禁止影响骨骼肌肉稳定性的活动。

（3）术后 4~10 天，引流管拔出后，可做肢体远端的关节锻炼，如踝关节、膝关节。

（4）术后 3 周，可进行手术部位远近侧关节的活动，动作要轻，不可做负重活动。

（5）术后 4~6 周，进行全身的肌肉及重点关节活动，逐渐加大活动量及范围，必要时可利用辅助器械或在他人帮助下下地活动。

五、骨折术后锻炼

四肢骨折，尤其是关节及关节周围骨折术后的康复，最重要的是关节活动度和肌力的训练。

早期关节活动度训练要以被动为主，应掌握循序渐进的原则，有条件可使用持续被动活动机（CPM）进行功能锻炼。术后 3 天可开始逐步加强主动的关节活动。康复训练要逐步加大并维持关节的最大活动度，切忌小范围快节奏活动，而且其对骨折局部也有影响。

肌力训练以主动锻炼为主。人体上下肢的功能各有侧重，上肢侧重于精细动作，下肢的主要功能是负重，但在下肢骨折愈合前如果过度负重会造成固定物松动、折断，所以下肢骨折的康复一定要遵循"早活动、晚负重"的原则，才能收到良好的效果。

总之，四肢骨折后的功能锻炼非常重要，具体方法很多，也很复杂，且专业性强，每种方法都有不同的适用范围。不同类型的骨折、不同的手术方式和手术情况，功能锻炼介入的时间和训练的效果都会有不同。所以，使用哪种功能锻炼方法还应根据患者的具体情况，在医生的指导下进行全面的、系统的康复治疗。

骨折术后锻炼方法：

（1）骨折早期的功能锻炼：在术后 2 周内，锻炼的方法是在关节不活动的情况下，主动地使肌肉收缩和舒张，以锻炼肌肉。锻炼肌肉的方法是用力握拳和充分伸直以及活动踝关节、伸屈足趾。

（2）骨折中期的功能锻炼：术后 3~6 周，此期可作较大幅度关节活动，但不利于骨折连接和稳定的活动，仍需限制。

（3）骨折后期的功能锻炼：6 周后要通过全面的肌肉关节锻炼，逐步恢复肢体功能，对活动仍有不同程度障碍的关节和肌肉要继续锻炼。

（4）骨折后功能锻炼须循序渐进，功能锻炼活动范围由小到大，次数由少到多，活动强度以不感到剧烈疼痛为准。

六、颈椎术后锻炼

手术后在脊髓功能不断恢复的同时，应该积极锻炼四肢力量及功能活动。上肢的锻炼，包括肩、臂、腕的活动以及握拳练习，还有手部精细动作的训练，如穿针、系衣扣、拿筷子等，或者通过健身球的练习增强手部力量和灵活性。

下肢的锻炼，包括股四头肌的收缩练习、抬腿、踢腿等动作的练习，病人也可在家属和陪护人员的陪同或搀扶下练习行走，以增强下肢力量，尽早恢复下肢功能。病人如果因瘫痪较重，自己活动困难，家属或者陪护人员应积极主动的对病人的四肢进行轻柔的按摩，帮助四肢关节的被活动锻炼，以防止四肢肌肉的废用性萎缩和关节僵硬。

由于手术后长期佩戴颈围领，可引起颈项部肌肉萎缩、无力等。因此一般从术后第 8 周开始，在佩戴颈围领的情况下，应当逐渐开始进行项背肌的锻炼。这样有利于改善颈项部肌肉的血液循环，改善颈部劳损等症状，同时可防止项背肌的废用性萎缩，促进肌肉力量的恢复，应该长期坚持锻炼，如果有条件的话，功能锻炼在理疗师的指导下进行，效果会更好。

功能锻炼对颈椎术后的病人来说是非常重要的。术后卧床期间的四肢功能锻炼，可以预防肌肉萎缩，防止神经根粘连，促进机体的血液循环，提高机体的抵抗力，预防并发症的发生。如扩胸运动，深呼吸运动能增加肺活量，促进肺换气，预防肺部并发症；每日进行腹部顺时针的按摩可增强胃肠蠕动，减少腹胀、便秘及尿潴留的发生。

手术后病人的功能锻炼要在医生和护士的指导下进行。

1. 术后 48 小时后做双下肢的伸肌和屈肌的锻炼

目的：

（1）促进肢体的血液循环，预防下肢深静脉血栓形成。

（2）恢复萎缩肌肉的肌力，恢复肢体功能。

（3）防止术后神经根粘连。

锻炼方法：

（1）术后第一天，做双下肢的伸肌和屈肌锻炼。

伸肌锻炼：仰卧位，伸直膝关节，足用力背屈，坚持 5～10 秒钟后再放松，两腿交替为一组。开始时每次做 10～20 组，每日 2～3 次，逐渐递增锻炼次数。

屈肌训练：仰卧位，伸直膝关节，做足跖屈训练，每日 2～3 次，开始时每组做 10～20 次，以后逐渐递增锻炼次数。

（2）术后第三天，做综合下肢肌肉的功能锻炼。

方法：仰卧位，做伸、屈膝髋关节的活动，两腿交替反复进行，每日 2～3 次，开始时每次 10～20 次，以后逐渐递增。

2. 术后 7～12 天做腰背肌及腹肌的功能锻炼

目的：术后腰背肌及腹肌的锻炼可使其肌力增强，有利于腰椎的稳定性，巩固手术治疗效果。

锻炼方法：

（1）"五点支撑"法：仰卧位，头、双肘和双足跟为支点，腰背部尽量悬空。

（2）"四点支撑"法：仰卧位，双手和双足跟为支点，胸腰部挺起，躯干悬空，主要适用于青壮年。

（3）"三点支撑"法：仰卧位，上肢放于胸前，头及双足跟为支点，腰背部尽量后伸，使背悬空。颈椎有病变者慎用。

（4）"小燕飞"：俯卧位，腹部支撑，双上肢、双下肢及头部尽量后伸。

（5）腹肌训练法：仰卧位，屈膝，将双手放于头后交叉，腹部用力，使腰部贴床，并保持此动作 5～10 秒钟。

锻炼原则： 每日 2～3 次，每次持续 5～10 秒钟，然后放下休息 5～10 秒钟，再重复上述动作，如此反复 5～10 次为一组，循序渐进，逐渐增加训练数量和次数，以腰部肌肉无酸痛为适度。

七、腰椎术后锻炼

进行腰椎术后锻炼时应遵循以下几条。

（1）坚持做五点支撑，每天晚上 20～30 个，每次坚持 30～50 秒钟；

（2）晚饭后散步半个小时到一个小时，散步回家后以躺为主；

（3）准备开始游泳，大夫建议可以夏天开始。

接受腰椎手术后的患者在日常生活中的注意事项包括以下五条。

（1）坐有硬靠背的椅子，可放靠垫。

（2）绝对避免提重物。

（3）工作时坐 1 小时以上必须起身活动 5~10 分钟。

（4）不要总是待在空调房中。

（5）每天中午躺着休息半个小时到一个小时，让腰部休息一下。

第四章
CHAPTER 04

散步的活动量

第一节　散步要把行走的强度和距离控制好

　　一般人散步锻炼，掌握好锻炼的运动量是至关重要的。运动量应包括散步锻炼数量多少、强度高低、密度大小、质量好坏 4 个因素。对健身行走锻炼者来说，主要需把行走的数量和强度这 2 个因素掌握好。有意从事健身行走锻炼的人，开始锻炼时的运动量很重要。一般来说，散步锻炼应从小运动量开始，甚至还应更小一些。

　　除了安排好开始锻炼的运动量外，明确不同年龄组健身行走的适宜运动量也十分必要。德国运动医学研究中心对中老年人进行了专门研究，认为如果运动强度为最大吸氧量的 30%，而且锻炼时间不长，作用是微不足道的；用最大吸氧量的 40%~50% 强度进行锻炼，才能引起身体的良性反应；用最大吸氧量的 60%~80% 强度去锻炼，心肺系统功能的提高最为明显。日本大阪市住友医院的宇佐美畅久博士发表的《中老年人的运动处方理论》一文，也赞同这一观点，他认为适宜的运动强度是在最大吸氧量的 57%~78%，如果运动强度超过 80%，身体就会出现很多不适感。

　　60 岁以上的老年人健身走时，应用最大吸氧量的 50% 强度（心率为 110

次/分钟），锻炼时间为 30 分钟；或用最大吸氧量的 55% 强度（心率为 115 次/分钟），锻炼时间为 20 分钟。也就是说，老年人适宜的运动量为小运动量。

中年人适宜强度分别如下：50～59 岁为最大吸氧量的 50%～55%（心率为 110～120 次/分钟），40～49 岁为最大吸氧量的 55%～60%（心率为 120～130 次/分钟），30～39 岁为最大吸氧量的 55%～60%（心率为 130～135 次/分钟）。

医学专家根据运动生理学的研究成果向大众建议：坚持每周行走 5 天，每次行走 30 分钟，就可以达到健身防病的效果。

这个建议的运动时间是符合人体运动生理学的。我们知道，在运动的时候，身体消耗的首先是糖类。在运动到 20 分钟以后，脂肪燃烧提供的能量在人体所需消耗的能量中所占比例开始上升，糖类分解所提供的能量所占比例逐渐下降。当行走锻炼达到 2 小时的时候，脂肪燃烧所提供的能量超过糖类分解所提供的能量，占到主导地位。所以行走时间至少要达到 20 分钟，只有这样，才能够使脂肪得到燃烧，取得锻炼的效果。行走如果能够达到 2 小时以上，就能够促使脂肪大量燃烧，那当然可以达到理想的锻炼效果了。

可是，现代人的生活和工作节奏都要比以前紧张得多。如果让每个锻炼者从每天繁忙的工作生活中抽出 2 小时进行步行锻炼，那是一件不大符合现实情况的事情。所以每周锻炼 5 次，每次 30 分钟是符合现代人繁忙生活、时间紧张的现实情况的。与 2 小时相比，30 分钟还是比较容易挤出来的。比如上下班时可以提前一两站下车，步行去公司或者回家；晚饭后或者睡觉前也可以出去散步半个小时；出去逛街的时候，可以多转一转，货比三家的同时也得到了锻炼。还有好多情况我们也可以利用起来进行锻炼，只要大家留心，30 分钟的锻炼时间是比较容易达到的。

此外，30 分钟对于刚刚参加锻炼的人来说，也是比较合适的。因为 30 分钟的运动量不是很大，不会因为运动时间过长，造成乳酸在肌肉中堆积，导致肌肉酸痛，产生运动疲劳；也不会给关节和腰背部肌肉造成太大的负担，而且不会让锻炼者因为锻炼时间长的问题望而却步。如果要求锻炼2小时，肯定有好多步行锻炼的喜好者就会因此而放弃这种锻炼方式。

每天行走锻炼30分钟，可以提高肌肉的耐力，促进血液循环，防止冠心病、动脉硬化的发生，还能够增强人体的免疫能力。值得一提的是，步行锻炼的减肥效果比跑步还要好。

每周行走5次，每次行走30分钟，对于繁忙的现代人来说，是一种最适合的运动量的安排，它的锻炼效果已经被世界各地众多的锻炼者证实。

行走健身锻炼和其他健身运动一样，只要坚持科学锻炼，就会引起身体各个器官和系统的机能改善，从而达到增强体质、提高健康水平的目的。运动医学科研工作者在对健身走跑爱好者进行观察和实验后发现，每锻炼一次，身体的变化可以保持2天左右。行走运动和其他体育活动一样，每经过一次锻炼，身体各器官的功能就会有所变化，这样一次接一次地锻炼，身体的良好变化就会积累起来，达到增强体质、提高健康水平的目的。为了使身体这种良好的变化不断积累而不消退，就需要进行反复锻炼和巩固，并持之以恒地坚持下去。如果锻炼"三天打鱼，两天晒网"，甚至在较长一段时间内中断锻炼，就无法收到理想的锻炼效果，导致身体机能发生一系列退行性变化，身体对外界的适应能力降低，造成身体健康水平停滞不前或前功尽弃的结果。

在处理锻炼次数和时间的关系上，有人做过相关的实验。让2组锻炼者用相同的强度进行锻炼，一组每周锻炼5次，每次活动10分钟；另一组每周锻炼1次，每次活动50分钟，总运动量相等。结果，每周锻炼5次组中锻炼者最大吸氧量的增加数，比另一组高出1倍多。由此可见，有氧健身走应该逐渐增加锻炼次数，并坚持下去。运动医学科研工作者的实验结果表明，每周至少要锻炼 3~4 次，才能收到锻炼效果。刚开始锻炼的人每周要锻炼 3~4 次，或每隔 1 天练 1 次。随着身体机能的提高，再逐渐增加锻炼次数，一般达到每周 6 次。

在没有测步器或不能用汽车测量距离时且需要走很长一条直路，最简单的方法就是测你每分钟能走多少步。一般来说，一步的平均长度是 0.75 米。专家就用这种方法测量步速（步长指的是迈出一步时从前脚后跟到后脚后跟的距离）。他们已经为大家计算出了数字：

每分钟 70 步相当于每英里耗时 30 分钟，或每小时 3.2 千米。

每分钟 105 步相当于每英里耗时 20 分钟，或每小时 4.8 千米。

每分钟 140 步相当于每英里耗时 15 分钟，或每小时 6.5 千米。

如果你多加注意你的步伐，你就可以很容易又精确地估计出你的步速。你就会知道每英里 20 分钟或 15 分钟是怎样的情况。

对中老年人也好，对青少年儿童也好，对病人康复散步也好，都有运动适度的问题。适度运动是指你的运动已达到那个时间最大运动能力的 60%~70%。最大运动能力是你竭尽全力、最大限度的运动能力。

还有一点也很重要。不管是两天运动一次也好，三天运动两次也好，始终都要坚持。运动的秘诀是"运动强度×时间（距离或次数）是尽全力时的 60%~70%"。若是走跑锻炼，速度应与一边讲话一边走的速度相近，最后几乎要跑起来时再停止。

为达健康的目的，运动要持之以恒。要保证一周内进行多次运动，以便运动效果能在前次的基础上累积，取得更大的效果。凡是运动，都不应"三天打鱼，两天晒网"。

第二节　老年人散步活动量的自我控制法

运动量的大小是由运动强度、运动时间、运动频度等因素构成的。由于老年人存在个体差异，因而锻炼时必须懂得如何掌握运动量的大小，并要经常根据自己的身体情况加以调整。

运动强度一般是用最大吸氧量的百分比来衡量，在运动中可用心率指标代替。最简单的方法是：体质较好的人为 180-年龄＝最高心率，体质较弱的人为 170-年龄＝最高心率。例如年龄为 60 岁、体质较弱的人，其运动的最高心率为 110 次/分钟（170-60 求得）。实践证明这种方法应用方便，结果可靠，也很安全。老年人的心率可用脉搏数来测得，因正常人心率和脉搏数相等。测定时间最好在锻炼前（安静时）、锻炼中和锻炼后进行，以便比较。

每次需测 1 分钟的脉搏数，按心率确定运动速度，还要注意观察运动结束后心率恢复的时间。在正常情况下，小运动量锻炼在休息 5～10 分钟后可恢复安静时的脉搏数，且不出现疲乏感；中等运动量在休息 30～60 分钟内恢复到安静脉搏数且没有任何不良反应，体力充沛、精神饱满；大运动量锻炼在运动后数小时不能恢复，且身体疲乏感明显。

此外，还可以通过自我感觉来衡量运动量是否适宜。锻炼后感到全身舒适、精力充沛、食欲增加、睡眠改善，或虽有疲劳感，但经过一夜的休息后，疲劳即消失，不影响正常工作、学习，说明运动量大小适宜。反之，锻炼中出现头晕、恶心、心慌、胸闷、气喘、四肢无力等症状，锻炼后出现明显肌肉酸痛、周身无力、精神恍惚、萎靡不振、食欲减退、失眠、面容憔悴、形体消瘦、体重下降等情况，说明运动量过大，应及时减量。

运动量的大小还须结合老年人自身的健康情况。身体不舒服时应减小运动量或停止锻炼，刚参加锻炼时运动量宜小，等有了一定的锻炼基础后（2~3周）再逐渐增加运动量，总的原则是运动量不宜过大。

每次运动的时间要依个人的具体情况来掌握，并要和运动强度相匹配。科学证明：每次运动时间不能少于 5 分钟，最长不超过 1 小时。一般来说，采取同样运动强度时，体质好的人锻炼时间宜持续长些，体质弱的人锻炼时间则宜短。每天锻炼的时间可根据自己的实际情况安排在早晨、下午或晚上，但不宜安排在睡前。

每周运动的次数和运动量有关，运动量过大时，间隔时间宜长些。一般每日或隔日练习一次，一周 3~5 次较为适宜。

第三节　慢性病患者散步控制好运动量是关键

近年来，国外一些运动生理学家专门研究了慢性病患者散步活动怎样掌握运动量的问题。他们认为，一个卧床的病人，在疾病初愈参加正式活动之前，应当根据自己的体力，通常是采用散步作为恢复身体健康之后再练其他项目的准备。一般来说，应当使运动后的脉搏控制在比本人安静时的脉搏增加 30 次/分钟左右（大约是在 100~110 次/分钟）。

对于那些不常锻炼、初次参加散步锻炼的慢性病人，散步时的心率也应掌握在比安静时高 30 次/分钟左右比较合适（大约 100~110 次/分钟）。这些人在锻炼时，不应追求散步时的最大吸氧量和最大心输出量，这不仅不必要，而且对健康不利。以上强度的练习每天进行 30 分钟为宜，每周锻炼 5 次就可收到明显效果。

掌握散步运动量，除参考行走时的心率外，还须注意食欲、睡眠、精神状态和基础心率（清晨醒后未起床时的心率），来了解运动量是否合适。正常情况下，心率是相对稳定的。如果发现主观感觉不适，基础心率不稳定，变动幅度在 10 秒钟内多或少两次以上，则可能是运动量过大或身体机能状态不好，就应及时调整运动量并请医生检查。

第五章
CHAPTER 05

散步者的医务监督

第一节　医务监督

虽然说步行是最安全的有氧运动，但是对于平时不大进行运动的中老年人或是体质较弱的人来讲，应当在步行前后进行身体检查或医务监督，其目的在于对自身的健康状况有个正确的了解和认识。发现潜在的疾病和危险因素，以便提早预防。

医务监督是散步运动的一种保健方法，是用医学的内容和手段，对运动者进行帮助和指导，它包括：身体检查、运动负荷测试。

身体检查：包括心肺功能、血压、脂肪含量等各项体质检查。根据检查结果来决定散步运动量的大小。

运动负荷测试：通过测试运动中的血压值和心率，掌握人们能够承受多大的运动强度。如进行慢跑锻炼，不能跑得太快，过快可能导致踝关节扭伤及身体缺氧，而诱发心脏病。近年来在慢跑锻炼中发生猝死事件的报道屡见不鲜。所以在进行散步运动的时候，感到身体状况不佳，就应该及时降低慢跑速度或者取消慢跑计划。

第二节　自我监督

　　自我监督是指在健身锻炼中自我观察、了解自身健康和机能状况的方法，可以及时了解锻炼效果，掌握锻炼后的身体变化情况，并能及时发现问题，以便更好地改进锻炼的方法。

　　自我监督的方法主要有主观感觉和客观检查两种。

　　1. 主观感觉

　　通过锻炼，是感觉精力充沛、活泼愉快呢，还是感到精神萎靡、软懒无力、倦怠或容易激动呢？如果属于后者，则要考虑是不是身体有病或运动过度了。

　　了解锻炼时的心情。一种是对参加锻炼有好感，或能心情愉快地参加锻炼，这是正常的；另一种是对锻炼不感兴趣，表示冷淡，甚至有厌倦情绪，产生这种情况的原因，可能与锻炼方法不当有关，或是过分疲劳的表现，应注意适当调整锻炼节奏和时间。

　　主观感觉还包括：食欲、睡眠、工作能力等方面的感觉，这也是衡量锻炼效果的指标之一。睡眠的好坏，对人体消除疲劳，机能恢复和体质健康有重要关系。如果睡得快，睡得熟，梦也少，第二天精力充沛，为睡眠良好；如果失眠、头痛、头晕、四肢麻木、恶心、腰腿酸痛，则应考虑运动量是否合适。

　　2. 客观检查

　　测安静时脉搏数。早晨睡醒后，躺着不要动，先测 30 秒钟的脉搏数，再乘以 2，得出 1 分钟的脉搏数。经常参加锻炼的人，安静时的脉搏频率较为缓慢，这是心脏功能提高的表现；如果逐渐加快，是不正常，可能与睡眠不好或疾病有关。据统计，早晨脉搏每秒钟增加 1 次时，20% 的人自我感觉不佳；增加 2 次时，40% 的人自我感觉不良；增加 3 次时，则 60% 的人自我感觉不佳。

测锻炼前后的脉搏数。锻炼前后测 10 秒钟的脉搏数。再乘以 6，就得出运动前后 1 分钟的脉搏数。运动后的脉搏数，以不超过运动前脉搏数的 70% 为限，符合这个数便是正常的。比如，老年人健身走运动前脉搏数为 70 次/分钟，那么运动后的脉搏数控制在 119 次/分钟以内。30～50 岁的锻炼者，开始进行锻炼时，也应将运动后脉搏控制在 120 次/分钟以内为好。随着水平的提高，运动后脉搏可掌握在 130 次/分钟左右。如果几次锻炼后的脉搏均超过规定的数字，而且身体有疲劳的感觉，就应当对运动量做适当调整。如果运动后脉搏都在规定数内，身体感觉良好，就应适当增加运动量。

测体重。长期坚持锻炼，体重变化大约可分三个阶段：第一阶段，初锻炼者，特别是身体较胖的人，体重会明显下降，这是由于锻炼使机体失去了多余的水分和脂肪的缘故，这一阶段持续三四周或更长一些时间；第二阶段是体重稳定阶段，可持续五六周；第三阶段，由于长期锻炼，身体上的肌肉逐渐发达起来，体重也会适当地增加一些，使人变得更加健壮。

测定血压、肺活量、呼吸差、心电图等。经过一段时间的锻炼后，再测定上述指标，与之进行对比，就可看出锻炼的效果。

测定肺活量时，应当做 5 次，每次测定的结果是逐渐上升的，说明呼吸机能良好。如果逐渐下降或前后显著下降，说明呼吸机能的耐力差，是反应不良的表现。

锻炼前，准确地记录下身体的各项指标，与锻炼后的各项指标进行对比。

进行一个阶段锻炼后，可以到医院测定一次各项指标。最好一个月测一次，最少也要半年测一次。测后要把情况记录下来，以便进行比较。

如果在锻炼过程中，出现异常的感觉，应到医院进行检查。

下列情况应暂时停止行走锻炼：

1. 身体状况不佳或患病时

行走时应保持愉悦的心情。若在患病或身体状态不好时行走，不仅不会有愉悦的心情，反而有害健康，因此，患腰病、关节炎、心脏病等疾病时，应先向医生咨询后再进行运动。腰痛或膝盖痛时运动只能加重病情。另外，感冒、发烧等使身体状态不佳时，也最好不要进行行走锻炼。

2. 肚子饿时

空腹时不走为好。特别是在减肥节食状态下行走，也许从外表上看会有些效果，但实际上不会有效。

人们在空腹时会有精神压力。这时行走，会比平时更易疲劳，结果对身体不利。像这样，忍受饥饿超过一定限度必然会放弃运动。与要完成任务的心态相比，愉快地行走比什么都重要。可是空腹状态下行走，只会使想走路的心情消失，因此，还是补充能量后再走比较好。

3. 饭后

饭后为了帮助消化，有的人会立即打棒球或踢足球。可是饭后剧烈运动损害健康。我们的身体要消化食物最少需要 60 分钟。如果饭后还不到 60 分钟就走，由于消化不够完全，无法在体内储存养分。因此，应空出 60 分钟时间，使身体能够充分吸收养分，之后再进行可以燃烧脂肪的行走运动为好。但外出或购物这种轻缓的行走不受限。

第六章
CHAPTER 06

散步锻炼身体效果的评价

第一节 散步锻炼身体效果的评价方法

每个锻炼者都希望通过自己的努力，提高身体素质、心理素质、防治疾病。那么如何确认散步的效果呢？

根据美国有氧运动专家库珀的理论，按照锻炼的强度和时间，可以把有氧运动（包括散步）及其效果分为三个阶段。

第一个阶段：每周锻炼 3 次，每次步行长度为 3200 米左右，锻炼时间在 35 分钟左右，这样可以得到 9 分。

第二个阶段：每周锻炼 4 次，每次步行长度为 3200 米左右，锻炼时间为 30 分钟到 28 分钟依次降低，得分则相反，从 12 分到 20 分依次递增。

第三个阶段：每周锻炼 4 次或者 5 次，每次步行长度为 4000 米到 4800 米，锻炼时间为 35 分钟到 40 分钟，得分会高于 25 分，甚至达到 30 多分。

得分情况代表锻炼效果。如果只能达到第一个阶段，说明身体素质低下，需要加强锻炼。对男性而言，在 10~20 分时仍处于身体素质"较差"的水平，需要加强运动，女子"较差"层次的得分为 8~15 分。以此类推，男子得分在 21~30 分，身体素质水平刚好及格，而女子的及格水平为 16~26 分。

男性只有超过 30 分，才说明身体状态优秀，而女子也至少要达到 26 分。可见，有氧步行的锻炼时间越长，强度越大，得分也就越高，也就表示身体越健康。

医学博士詹姆斯·利普在《詹姆斯·利普博士的健身走路全书》中建立了一个专门的方程式来帮助走路者们衡量健身程度。找一条平坦的 1 千米长的路，热身 5 分钟，然后尽可能快地走完这一英里，但注意不要跑起来。把你所用的时间和你所在年龄组里的数字做一个对比。

30 岁以下：如果能在 13 分钟内走完一英里，那么你的身体非常匀称。

30~39 岁：在 14 分钟以内走完，完美的健身。

40~49 岁：如果能在 15 分钟内走完一英里，那么你在同龄人中是身体非常好的。

50~69 岁：要是能 15 分钟走完就太棒了。

70 岁及以上：如果能在 18 分以内走完 1 英里就完全没问题。如果延长了 3~6 分钟，说明你的健身标准还不够。不过不用担心，只要坚持锻炼就一定会有进步。

第二节　明确散步目的对锻炼身体效果很重要

散步时应明确自己的目的，通常情况下散步目的可分为以下三种。

一、为了找回健康

不管患什么病，若采用散步疗法，必须使走法与病症相适应，要有严格的控制。如果只是为了预防疾病，也要有一定的标准。大体标准为，行走锻炼的运动量是你自身最大运动能力 60%~70%。一般以 4~5.5 公里/小时的速度走 30 分钟到 1 小时为佳。

二、为了改善脑力

若为了恢复大脑功能，走的速度要快些，一般是每小时 5 公里以上，而且要尽可能到大自然中去行走。

三、为了陶冶情操

为了改善心情，可以保持一种惬意的心情回归自然，行走于山间林中，净化思想，放松精神。因此，时间和强度都可以由自己随时随地的调整，使自己心旷神怡。

此外，有目的地行走，心情与行走的动作要协调。每次开始走时，心情放松，可慢慢地加大运动量，并经常注意纠正走的错误动作，多走几回，反复练习，最终一定能掌握正确走法。当你信心十足地按照要领步行，且伴随着愉悦的心情，正确步伐会自然走出来。

第七章
CHAPTER 07

散步的运动损伤

第一节　散步运动损伤的原因

散步时人的腿和足损伤的原因基本是由身体的倾斜及不平衡造成的，具体而言可概括为以下两点。

一、行走的技术动作不正确

人的身体在正常的状态下是不会有疼痛的。散步时一般都有腰痛、膝痛、腿脚的疼痛及各部位的疼痛发生。有某种异常疼痛的人几乎都是因为他们行走的技术不正确所造成的。如何建立正确的技术动作、如何恢复正常的状态，对人走步时的腿、足损伤的预防是非常必要的。在腿、足的疼痛所引起的关节及韧带的疼痛是非常稀少的，多半都是由于过度疲劳和肌肉的不平衡等原因造成的。

二、身体姿势与体重的分布不均衡

人体两只脚各支撑着全身50%的体重，这50%的体重是由拇指球、小趾球、足跟三点所支撑。就是说，全身的体重由身体中的六点所支撑（图 7-1）。腿、足有异常的人其体重支撑点的分布一定是不正常的。

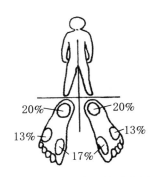

图 7-1　正常体重的分布图

足部有内侧纵弓、外侧纵弓、横弓、跖骨骨弓（图 7-2）。

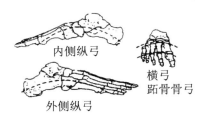

图 7-2　足部的 4 个足弓

　　足弓由三点所支撑，形成拱形的足弓。足弓上缘的胫骨，担负着 50% 的体重。从上方加重时各足弓向纵横扩展，分散重量后吸收，把脚抬起时足弓又恢复到原来的位置，起到弹簧的作用。这种弹簧的作用在三点支撑时非常强，但是不能使用。

　　图 7-3 的箭头是加力的地方。a 表示拇指球和小趾球两点支撑体重，中间的三根跖骨浮起处于正常状态，同后面的足跟形成三点作支撑。b 、d 都表示足弓处于被破坏的状态。b 是拇指在支撑身体，特别是有意识用拇指着地走的

人体重的分布是不正常的。同时也会因为拇指用力过度使伸肌腱发生炎症，在其背面会有疼痛。c 是最为容易看出的，有一点 O 型腿的人力量都集中在小趾上。这种运动小趾着地，足向内侧，这样非常容易引起足外侧的跟周足底韧带的挫伤及腓骨的疲劳性骨折。大拇指和小趾相比，小趾非常细，如果体重多集中在小趾上，就会承受不了压力。d 的情况也非常容易看出来，表示支撑体重的箭头的地方是足底。这种情况下，跟周足底韧带几乎不起任何作用，也就不能吸收压力，压力都集中在第 2、3、4 跖骨上，这种支撑体重的方式会引起跖骨的疲劳性骨折。

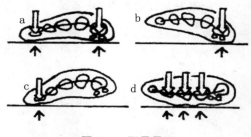

图 7-3　跖骨骨弓

第二节　散步运动损伤的功能恢复

一、足底筋膜炎

散步时，如果使用拇指着地，拇指侧的足底筋膜受到张力，被拇指侧足跟所牵引，由此而引发炎症。有的部分甚至会发生脱落、断裂。足底筋膜处在缩紧的状态时，突然伸展所需要的张力会使其断裂。发生以上这些现象都是有原因的，患有足底筋膜炎的人几乎都是用足尖，而不是以足跟、拇指然后过渡到小趾为支撑点的正确姿势来完成走的动作。

足底筋膜炎的对策是改善、提高足底肌肉的柔韧性。但是在不受力的情况下是不可能被治愈的，所以在正常的状态下进行恢复是非常必要的。

二、外踝及内踝周围的肿胀及疼痛

外踝及内踝的周围有能使足踝伸屈的肌腱通过。在内踝的后方是后胫骨肌腱，特别是有意识使用拇指着地的人因为过于使用其后胫骨肌，致使其腱发生炎症。另外，外踝的后方有腓骨肌腱，用小趾着地或用足尖着地走的人，因为着地方法的不正确，腓骨肌腱会出现肿胀和疼痛现象。半数以上的人是因为不能用正确的方法着地，出现 O 型腿和 X 型腿，致使体重都集中在小趾上，因而也就形成不了正常的三点支撑。

三、各种疼痛

由于胫部所引起的疼痛是各种各样的。其中之一是前面所讲的像胫骨后肌肉一样的足尖、趾尖带动肌肉的结合部分的筋膜、骨膜，还有肌肉的其中某一部分发生过度疲劳。骨头被施加了过度的压力同样会引起疲劳性骨折。过度使用肌肉，骨膜及筋膜都会受到刺激。在急性发病阶段，正确判断何处受到过度压力是非常困难的。出现胫部疼痛的人，胫、腓、大腿部的肌肉都已处于疲劳状态。

引起各种疼痛的原因还有腿部的超重负荷。如果两脚各承担体重的 50%。正常的状态下，骨盆也是相对安定的，但是骨盆如果向其中一侧倾斜，内收肌就会发生收缩，这样左脚的体重负担过重，右面的骨盆就会下沉。因此，保持正常的体重支撑点不被破坏是非常重要的。

四、膝关节周围的疼痛

膝关节的疼痛几乎都是由大腿部肌肉的过度疲劳引起的。在走、跑、跳中过度使用股四头肌中间的股直肌其结果在髌骨的上端和下端会出现疼痛，多发生在中部。中部出现的疼痛主要是过度使用股直肌而造成的，髌韧带的内侧及外侧也有痛感。过度使用大腿部的内侧肌肉，其内侧就会出现疼痛。相反地，外侧的肌肉过度被使用，其外侧则有痛感。从这里可以看出，膝关节周围的疼痛是由大腿部内侧和外侧肌肉的不平衡造成的（图7-4）。

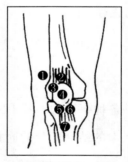

1. 髂胫韧带炎
2. 股四头肌腱炎
3. 髌骨分裂痛
4. 髌骨软骨软化症
5. 髌韧带炎（跳跃膝）
6. 胫骨结节软骨炎
7. 鹅足炎

图7-4　膝关节周围的疼痛

五、鹅足炎

鹅足炎是膝关节下方内侧部分疼痛。鹅足的肌肉收缩时膝屈曲，但是肌肉群强烈活动时胫骨牵拉向内发生扭曲。着地脚向外侧的人非常容易患鹅足炎。鹅足炎是由于鹅足肌肉的过度疲劳、鹅足结合部被牵拉所引起的炎症。减缓由于过度疲劳所引起的肌肉僵化，让大腿放松可使疼痛消失。

六、髂胫韧带炎

脚外侧负重情况下髂胫韧带受外力压迫。这时体重落在脚的外侧状态，膝反复进行伸屈，致使髂胫韧带与股骨外上踝发生摩擦引起髂胫韧带炎。从根本上说是由于使用方法的不正确造成的，所以只要恢复到正常状态问题就能解决。这主要是股部外侧和内侧的肌肉，还有同其中间肌肉的平衡问题。由于过度使用髂胫韧带及外侧的能使膝关节弯曲的腘肌致使膝外侧出现疼痛。增强这一肌肉群的柔韧性是防止膝损伤的关键。

第三节　散步运动损伤的预防

散步运动损伤的主要是由于肌肉的柔韧性差和左右活动的对称性出现了问题。身体的对称性如果被破坏就会出现异常现象。发现异常现象的最简单方法是看身体是否倾斜。双脚分开同肩幅一样宽站立，膝稍微弯曲，其后，向上垂直跳，全脚平着落地。全脚落地时，拇指球、小趾球、足后跟三点支撑的同时吸收冲击力，这种正常的着地方法最能起到缓冲的作用。全脚落地时的声音实际上只能听见一回，但是胫骨张开、足踝僵硬的人落地时的声音一定可以听见两次。就是说，从足尖开始落地，接着才是足后跟落地，这主要是由平常走步的不良习惯形成的。例如，用足尖走上一小时，会出现腓骨疲劳、胫骨张开的现象。反复跳跃落地时，还会出现两脚的位置一前一后的现象，最为严重的情况是一次的跳跃也会出现这种情况。以上这些情况表明骨盆已经发生了倾斜。

以上同走步时手臂的摆动也有一定的关系。摆动的不平衡或只强调一侧手臂的摆动，都是损伤发生的原因。正确的姿势是一侧的手臂向前摆动时，另一侧的膝向前摆动。手臂不向前摆动时，膝也不会摆动。有意识地向前摆动、肘向后引的摆动这种不良习惯会使步幅发生改变。这种情况下，会出现只有左脚迈出，而右脚却只迈出一点，腰总是处在歪扭的状态下。对运动量很小的人来说几乎没有影响，但是，随着运动量的增加，腰、骨盆、髋关节的根部及其双足都会出现疼痛。

第八章

CHAPTER 08

散步身体躯干基本功能与训练方法

　　本章运用身体功能训练理念，试图从人体解剖、神经肌肉和典型脊柱姿势结构和功能，围绕实现躯干屈伸灵活性、躯干稳定性和躯干旋转灵活性功能设计了散步的身体功能训练方法，为散步时的正确身体动作训练提供基础功能保证，为身体锻炼方法的设计与传授提供思路与借鉴。

第一节　脊柱形态功能评估诊断方法

一、M360 脊柱形态功能评估

　　状态诊断是健身和康复的开始，利用 M360 脊柱形态功能评估仪测试脊柱在矢状面及冠状面的脊柱整体姿态能力、稳定性、协调性和移动性，脊柱节段姿态能力和每节脊椎的姿态能力、稳定性、协调性和移动性，综合评估确定脊柱的形态功能状态。诊断脊柱骨骼肌肉的状态，每一个运动平面的力量缺陷，确定脊柱不良姿势位点与神经肌肉的关系，制定训练矫正方案（图 8-1）。

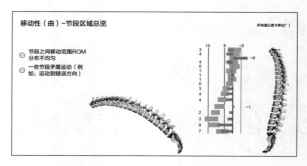

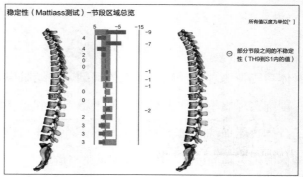

图 8-1　脊柱生理曲线图

二、训练学评估

通过标准为站姿下侧面观察生理弯曲和后面观察脊柱左右移动度判断不良身体姿势的部位。然后进行医学手法诊断，确定具体的部位，推断每一个运动平面的力量缺陷，以此确立训练目标、制定训练计划、评估训练疗效。

第二节　身体躯干结构与功能

一、躯干概念

躯干泛指身体，尤指无头无颈无四肢的人体身躯。

二、躯干的主要解剖学结构

躯干由脊柱、骨性胸廓和骨盆构成。躯干部：前面为胸、腹部，后面为背部和腰部。在胸与腰之间有一横向的肌肉，称为膈肌，它将躯干内腔分为胸腔和腹腔。胸腔内有心脏、肺等脏器，腹腔内有胃、肠、肝、脾、胰等脏器（图8-2）。

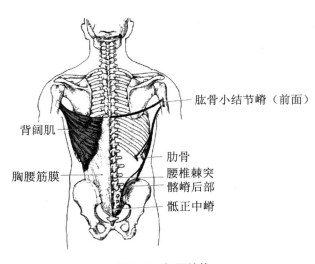

肱骨小结节嵴（前面）

背阔肌

肋骨
腰椎棘突
髂嵴后部
骶正中嵴

胸腰筋膜

图8-2 躯干结构

脊柱是躯干姿态的基础结构，成人脊柱由26块椎骨［颈椎7块，胸椎12块，腰椎5块，骶椎1块（刚出生时5块）、尾椎1块］借韧带、关节及椎间盘连接而成。脊柱上端承托颅骨，下联髋骨，中附肋骨，并作为胸廓、腹腔和盆腔的后壁。脊柱具有支持躯干、保护内脏、保护脊髓和进行运动的功能。脊柱内部自上而下形成一条纵行的脊管，内有脊髓（注：脊柱不等于脊椎或脊椎骨，脊柱是由多块脊椎组成的）。图8-3展示的是人体中躯干骨连接情况。

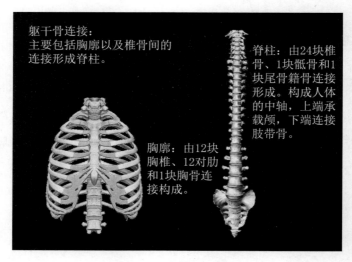

躯干骨连接：
主要包括胸廓以及椎骨间的连接形成脊柱。

脊柱：由24块椎骨、1块骶骨和1块尾骨籍骨连接形成。构成人体的中轴，上端承载颅，下端连接肢带骨。

胸廓：由12块胸椎、12对肋和1块胸骨连接构成。

图8-3 躯干骨连接

三、躯干脊柱特殊结构——人体生理弯曲

脊柱具有四个生理弯曲，即向前突的颈曲和腰曲，向后突的胸曲和骶曲，四个生理弯曲恰似四个弯弓，是人类所独有，由直立行走进化而来，与直立姿势相适应（图8-4）。

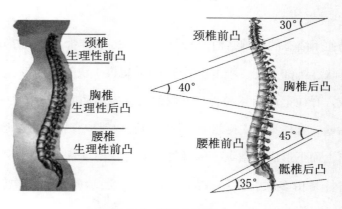

颈椎生理性前凸

胸椎生理性后凸

腰椎生理性前凸

30°
颈椎前凸

40°

胸椎后凸

腰椎前凸
45°

骶椎后凸

35°

图8-4 脊柱生理弯曲

1. 第一颈曲（颈椎）

正常的颈椎生理曲度以寰椎的上缘线与胸1的下缘线的夹角是60°左右为宜，这样的角度给头颅最合理的支撑，颈曲的消失是颈椎病的早期表现，最好把颈椎病消灭在萌芽状态，也就是说把颈曲恢复好。

2. 第二胸曲（胸椎）

胸椎的生理曲度以胸2的上缘线与胸11的下缘线的夹角是63°为宜，过大则为驼背。随着年龄的增长，椎间盘的蜕变缩水，骨质疏松的加大，胸曲过大，驼背自然逐渐形成。保护好胸椎曲度，可预防肩背等疼痛。

3. 第三腰曲（腰椎）

腰曲于8~12月爬行时形成，六岁左右稳定，所以应鼓励幼儿爬行，切不可直接由坐立跨越到行走。腰椎的正常生理曲度在以19~24厘米为半径的圆弧内。曲度过大即小于19厘米，多见于大腹便便者。迭肚必然腆胸，背部以驼背代偿，易造成背肌劳损。腰曲过小即腰部僵直，多见于腰肌劳损，腰背部肌肉僵硬疼痛，脊柱的弹性减弱，易致腰椎间盘的损伤。

4. 第四骶曲（骶椎）

骶曲以腰骶角34°为宜，合适的骶曲使人体充满活力，女性则腰臀骶浑圆而富有魅力。骶曲过大，腰骶不稳，持重线通过骶椎前方，易致腰臀部肌肉劳损，尤其梨状肌易劳损，而引起坐骨神经等腰骶丛神经分支受压而产生各种疼痛。

这四个生理弯曲使我们的脊柱成为一个柱状弹性体，缓冲来自各个方向的外力，预防震荡对脊髓、大脑的损害，又是头、内脏等器官的支柱。然而，四个弯曲并非与生俱来，而是后天形成的，因此，生活习惯与锻炼方式对于生理弯曲具有重要影响。

四、躯干的功能

1. 常见动作与不良姿势的脊柱姿态

图 8-5 至图 8-15 展示的是人的常见动作及不良姿势的脊柱姿态。

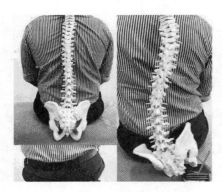

图 8-5　坐姿

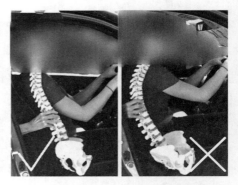

图 8-6　驾驶坐姿（影响颈曲、胸曲）

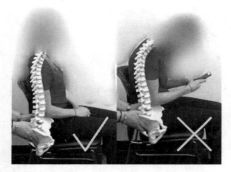

图 8-7　坐姿看手机（影响颈曲、胸曲）

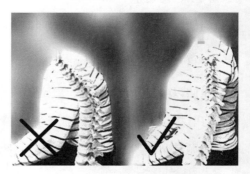

图 8-8　电脑坐姿（影响腰曲）

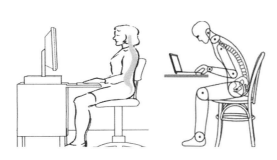
图 8-9 电脑前工作坐姿

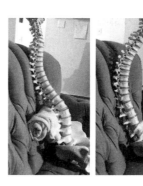
图 8-10 沙发坐姿（影响腰曲）

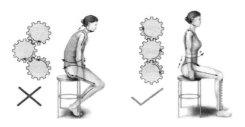
图 8-11 板凳坐姿（影响腰曲）

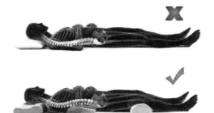
图 8-12 仰卧睡眠脊柱姿势

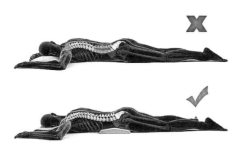
图 8-13 俯卧睡眠脊柱姿势

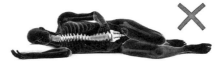
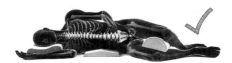
图 8-14 侧卧睡眠脊柱姿势

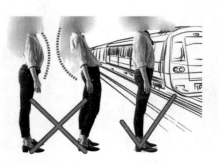

图 8-15 不同站姿脊柱

2. 躯干骨骼肌肉力学功能特征

肌肉在神经系统支配下产生收缩时，牵动着骨围绕着关节活动，使人体产生各种动作。因此，骨是人体活动的杠杆。在骨杠杆中，关节是支点，肌肉是力量源泉，肌肉与骨的附着点称为力点，而作用于骨上的阻力（如操纵力、体重等）的作用点称为重点（阻力点）。人体活动主要由骨杠杆运动形式而定。因此，躯体运动功能是根据肌肉在动作中的作用而获得的，特定肌肉功用也是根据动作在技术动力链的阶段和环节决定的，而且有所变化。因此，要根据特定的动作确定骨骼肌肉的功能，才能设计出有效的训练手段。图 8-16、图 8-17 展示的是背部深层肌肉和背部肌肉的组成结构情况。

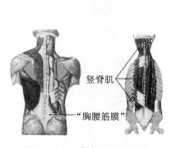

图 8-16 背部深层肌肉

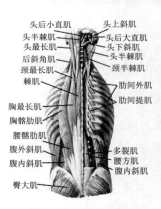

图 8-17 背部肌肉

第三节　躯干稳定性训练的方法与手段

一、散步身体躯干功能训练方法的选取原则

1. 区别对待原则

区别对待原则是指在运动训练、康复或健身过程中，应根据训练对象的个人特点（年龄、性别、身体条件、训练水平、特长、文化水平和心理品质等方面），有针对性地科学确定训练任务、内容、方法、手段和运动负荷量。矫正练习者的年龄越高，能力水平越强，个人的特点越突出，训练的控制性越强。青少年儿童正处于长身体的时候，各方面力量差别很大，因此矫正训练开始就必须对他们的个人差异进行细致的研究和分析，提出针对性的矫正训练要求。

2. 适宜训练量原则

矫正训练是恢复或康复训练，以中小训练负荷量为宜，根据实际力量水平和不良姿势特征，安排适宜的矫正负荷强度训练量，训练量不宜过多，强度不宜过大，动力性矫正训练通常 10~30 秒钟或 10~15 次每组。

3. 有效性原则

脊柱矫正训练手段必须要根据脊柱的实际位置及不良姿势形成原因进行设计，尤其关注完成动作的动力链因素，与进行的运动项目和不良动作密切结合。具体到对每个不良姿势的具体部位和躯干肌肉力量动作特征，选用有效的矫正训练方法手段，对矫正脊柱不良姿势具有良好的训练效果。

4. 适时监测原则

矫正训练过程中，要随时监测练习者练习动作的反应水平，其一是练习

者练习动作标准化水平；其二是练习者对练习的肌肉反应水平，通过看（看练习动作姿势，如生理弯曲度和脊柱左右偏移度）、听（练习者的完成动作困难反应）、切（通过对练习者矫正动作的部位感应，判断练习者适时控制水平）等不同角度并适时记录并调整训练方案，以取得最佳的矫正训练效果。

5. 有限训练负荷原则

矫正训练过程，不宜直接采用较大强度的矫正训练，应采用练习者能够自我控制的负荷。矫正训练幅度、次数都有控制，部分训练手段应在保护帮助下进行，避免二次损伤，以取得最佳训练效果。

6. 可变性原则

在矫正训练过程中，要根据训练的部位，不良姿势的程度选择，并且根据恢复水平进行调整；同一矫正训练手段的不同阶段要求也有差异，要对训练过程进行严格的控制，提高训练手段的综合效果。

7. 全面性原则

脊柱矫正的运动既有移动性，又具旋转性和协调性，任何的不良姿势的矫正手段都要通过多个不同功能组合训练手段发展躯干稳定性和灵活性，恢复脊柱功能，以取得最佳的综合训练效果。

8. 由静到动原则

脊柱是人体的运动和神经冲动的中枢，不良姿势都是经过漫长的时间形成的，在开始阶段主要通过静力性牵拉对抗或缓慢动作进行训练，对畸形动作姿势进行矫正，保证训练的有效性。通过静力性训练提高肌肉力量水平，完成增肌塑形训练，为动力性进阶训练奠定基础。

二、散步身体躯干功能训练的方法与手段

1. 躯干稳定性训练

（1）名称：仰卧腹式深呼吸训练。

功能：保持脊柱正常生理弯曲，控制躯干脊柱稳定性，进行肋肌、大腿长收肌、大收肌和耻骨肌肉等训练（图8-18）。

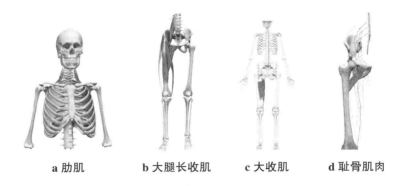

a 肋肌　　**b 大腿长收肌**　　**c 大收肌**　　**d 耻骨肌肉**

图 8-18　仰卧腹式深呼吸训练所用肌肉

动作方法：①准备。仰卧于瑜伽垫上，两腿并拢，腰部悬空，脚尖勾起，双手放于体侧，较轻的重物或手机放置于肚脐眼下小腹部位；

②胸部放松，用口呼吸做深呼吸，呼气时腹部凹，手机下沉，吸气时腹部凸，手机顶起，明显看到腹部起伏；

③呼吸 3~5 分钟，每分钟呼吸 30 次（图8-19）。

注意事项：呼吸结束后不要猛然站起，易出现头晕脑涨，避免晕倒。

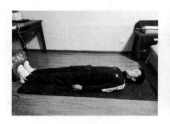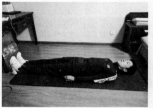

图8-19 仰卧腹式深呼吸训练实操

（2）名称：顶天立地筋膜训练。

功能： 保持脊柱的正常生理弯曲，控制躯干脊柱稳定性，进行臀肌、腰方肌、竖脊肌、胸腰筋膜、冈上肌、头颈夹肌、肋肌、长收肌、大收肌和耻骨肌肉等训练（图8-20）。

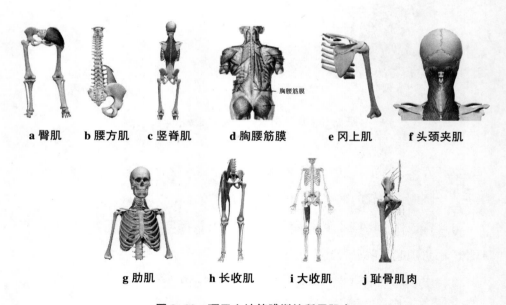

a 臀肌　　b 腰方肌　　c 竖脊肌　　d 胸腰筋膜　　e 冈上肌　　f 头颈夹肌

g 肋肌　　h 长收肌　　i 大收肌　　j 耻骨肌肉

图8-20 顶天立地筋膜训练所用肌肉

动作方法： ①准备。面对墙面，两腿与肩同宽自然站立，双手举起，大臂与肩同高，大小臂呈90°，掌心面向墙面；

②双手慢慢向头上举起，上臂在头上并拢，肩背充分伸展；

③躯干腰腹充分伸展；

④下肢充分伸展；

⑤脚踝、脚尖充分伸展，手触最高点保持5秒钟；

⑥10秒钟充分伸展，最高点保持5秒钟，下落恢复正常5秒钟（图8-21）；

注意事项：伸展过程中配合呼吸，严禁憋气；保持躯干直立贴于墙上，胸肩打开，防止背弓。

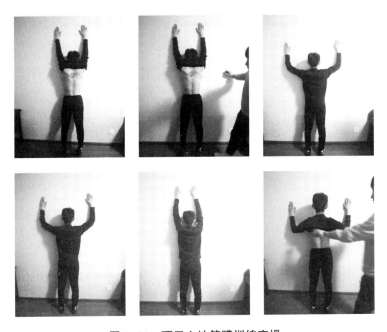

图8-21　顶天立地筋膜训练实操

（3）名称：肩背伸展训练。

功能：保持躯干直立，脊柱正常生理弯曲，控制胸椎和腰椎平稳，肱二头肌、三角肌前头、三角肌后头和背阔肌等用力（图8-22）。提高肩部灵活性和肩胛稳定性。

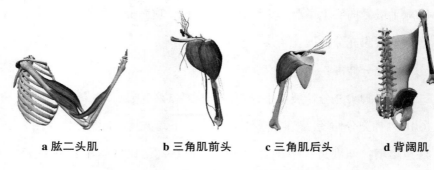

a 肱二头肌   b 三角肌前头   c 三角肌后头   d 背阔肌

图 8-22　肩背伸展训练所用肌肉

动作方法：①准备。背对墙面站立，脚跟、臀部、肩部和头部紧贴墙面。腰部悬空，两腿与肩同宽自然站立，双手举起，大臂与肩同高，大小臂呈90°，掌背面向墙面；

②双手慢慢向头上举起，上臂在头上并拢，肩背充分伸展；

③最高点后慢慢回收上臂，大臂与肩同高，大小臂呈90°，掌背面向墙面；

④循环往复50次3组（图8-23）。

注意事项：脚跟、臀部、肩部和头部紧贴墙面。腰部悬空，伸展过程中配合呼吸，严禁憋气。

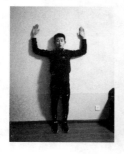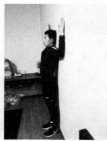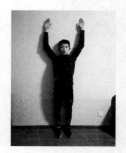

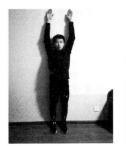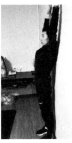

图 8-23　肩背伸展训练实操

（4）名称：30°腰背起训练。

功能：保持躯干正直，脊柱正常生理弯曲，控制胸椎和腰椎平稳，肱二头肌、三角肌前头、三角肌后头、背阔肌、肋肌、大腿长收肌、大收肌和耻骨肌肉等用力（图 8-24）。

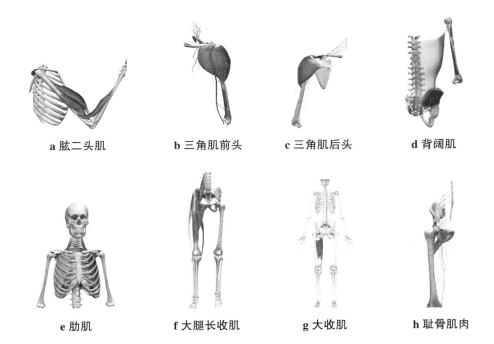

| a 肱二头肌 | b 三角肌前头 | c 三角肌后头 | d 背阔肌 |

| e 肋肌 | f 大腿长收肌 | g 大收肌 | h 耻骨肌肉 |

图 8-24　30°腰背起训练所用肌肉

动作方法：①准备。仰卧于瑜伽垫上，脚跟、臀部、肩部和头部紧贴瑜伽垫，腰部悬空，两腿自然伸直并拢，脚尖勾起。辅助者双手压住双腿脚踝；

②两臂屈曲，双手置于头后，肩胸打开，头部朝上；

③保持平躺姿势，躯干整体抬起，高度约为30°；

④保持8~10秒钟（图8-25）。

注意事项：脚跟、臀部、肩部和头部紧贴瑜伽垫，腰部悬空，伸展过程中配合呼吸，严禁憋气。

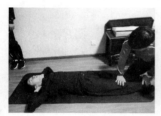 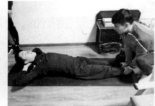 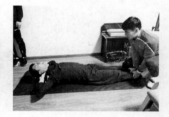

图8-25　30°腰背起训练实操

（5）名称：坐姿躯干后倒呈30°训练。

功能：保持躯干正直，脊柱正常生理弯曲，控制胸椎和腰椎平稳，肱二头肌、竖脊肌、三角肌前头、三角肌后头、背阔肌、肋肌和大腿长收肌、大收肌和耻骨肌肉等用力（图8-26）。

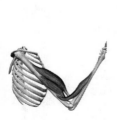 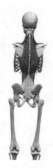 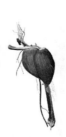 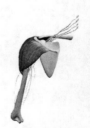 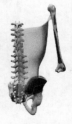

a 肱二头肌　　b 竖脊肌　　c 三角肌前头　　d 三角肌后头　　e 背阔肌

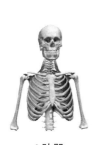 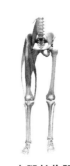 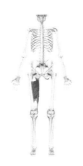 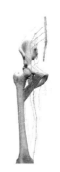

f 肋肌　　　　**g 大腿长收肌**　　　　**h 大收肌**　　　　**i 耻骨肌肉**

图 8-26　坐姿躯干后倒呈 30°训练所用肌肉

动作方法：①准备。平坐于瑜伽垫上，双手抱头，肩胸打开，两腿自然伸直并拢，脚尖勾起。辅助者双手压住双腿脚踝；

②两臂抱头，肩胸打开，双肘外展；

③保持躯干姿势，躯干慢慢后倒呈约为 30°躯干倾角；

④保持 8~10 秒钟（图 8-27）。

注意事项：后仰过程中配合呼吸，严禁憋气。

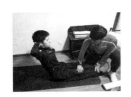 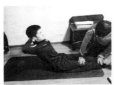 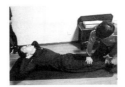 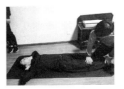

图 8-27　坐姿躯干后倒呈 30°训练实操

（6）名称：斜坐背展后仰勾脚尖训练。

功能：保持躯干正直，脊柱正常生理弯曲，控制胸椎和腰椎平稳，肱二头肌、竖脊肌、大圆肌、冈下肌、臀肌、腹直肌、胸腰筋膜、三角肌、背阔肌、长收肌、大收肌和耻骨肌肉等用力（图 8-28）。

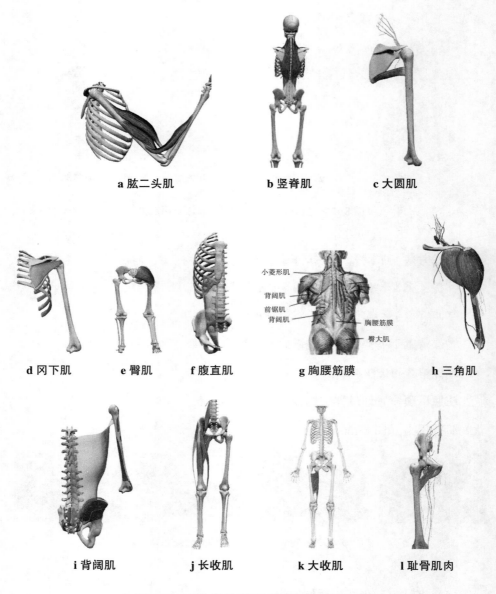

a 肱二头肌　　**b 竖脊肌**　　**c 大圆肌**

小菱形肌
背阔肌
前锯肌
背阔肌
胸腰筋膜
臀大肌

d 冈下肌　　**e 臀肌**　　**f 腹直肌**　　**g 胸腰筋膜**　　**h 三角肌**

i 背阔肌　　**j 长收肌**　　**k 大收肌**　　**l 耻骨肌肉**

图 8-28　斜坐背展后仰勾脚尖训练所用肌肉

动作方法：①准备。坐于床沿或凳子上，双手抱头，胸肩打开，两肘后展；②双手外展放置于后脑勺，胸肩打开，双肘外展，肩背充分后展，双腿并拢自然抬起，勾脚尖；

③躯干慢慢后仰约60°；

④保持躯干后仰身体姿势15秒钟（图8-29）。

注意事项：躯干后仰时配合呼吸，严禁憋气。

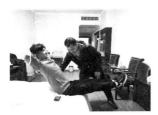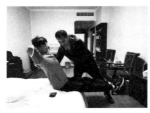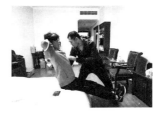

图8-29　斜坐背展后仰勾脚尖训练实操

2. 躯干稳定性训练+肩背灵活性

（1）名称：肩背肌肉力量训练。

功能：保持躯干正直，脊柱正常生理弯曲，控制胸椎、腰椎、颈椎平稳，肱二头肌、竖脊肌、大圆肌、冈下肌、臀肌、腹直肌、胸腰筋膜、三角肌、背阔肌等用力（图8-30）。提高肩部灵活性，保持躯干稳定性，提高大臂后摆幅度。

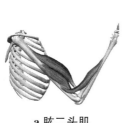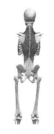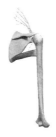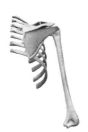

a 肱二头肌　　　　b 竖脊肌　　　　c 大圆肌　　　　d 冈下肌

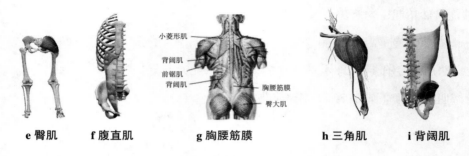

e 臀肌　　f 腹直肌　　　　g 胸腰筋膜　　　　h 三角肌　　i 背阔肌

图 8-30　肩背肌肉力量训练所用肌肉

动作方法：①准备。两腿自然站立，分开 1 脚掌距离，躯干直立；②两大臂前伸，大小臂呈 90°，大臂与地面平行，小臂并拢；③双臂外展，肩背充分外展，大臂与肩轴成一条直线，左右背阔肌贴在一起；④开合练习每组 10 个，共 3 组（图 8-31）。

注意事项：保持肩部放松，完成动作过程中配合呼吸，严禁憋气；双臂展开脊柱垂直成一条直线。

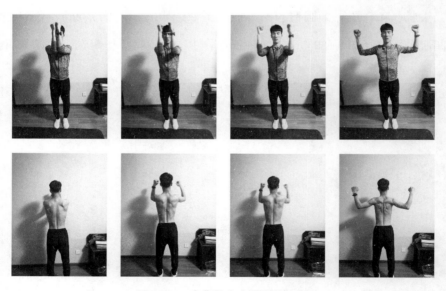

图 8-31　肩背肌肉力量训练实操

（2）名称：坐姿弹力带肩部翻转训练。

功能：保持躯干正直，脊柱正常生理弯曲，控制胸椎、腰椎、颈椎平稳，肱二头肌、竖脊肌、大圆肌、冈下肌、臀肌、腹直肌、胸腰筋膜、三角肌、背阔肌等用力（图8-32）。保持躯干稳定性，提高肩部灵活性。

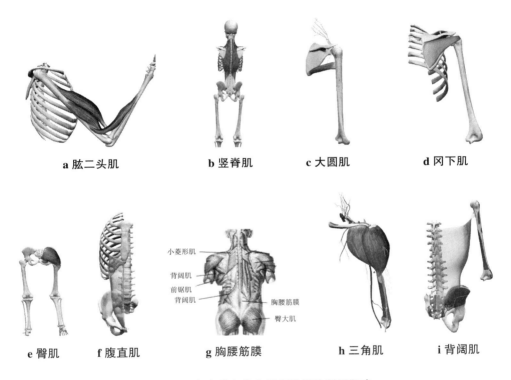

a 肱二头肌　　　b 竖脊肌　　　c 大圆肌　　　d 冈下肌

e 臀肌　　f 腹直肌　　　g 胸腰筋膜　　　h 三角肌　　　i 背阔肌

图 8-32 坐姿弹力带肩部翻转训练所用肌肉

动作方法：①准备。坐于瑜伽垫上，双腿自然分开 1 脚掌距离，躯干直立；

②两臂自然微屈，手持弹力带；

③围绕肩轴做前、后翻肩；

④每组练习 10 次，共 3 组（图8-33）。

注意事项：保持肩部放松，完成动作过程中配合呼吸，严禁憋气。

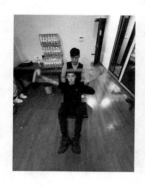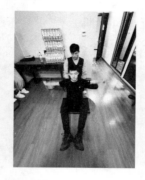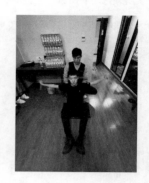

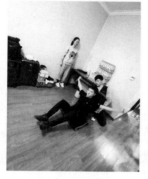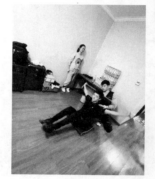

图 8-33　坐姿弹力带肩部翻转训练实操

3. 躯干稳定性训练+腰背旋转灵活性

名称：直臂侧平举转腰训练。

功能：保持躯干正直，脊柱正常生理弯曲，控制胸椎、腰椎、颈椎平稳，肱二头肌、竖脊肌、大圆肌、冈下肌、臀肌、腹直肌、三角肌、背阔肌、腹外斜肌、腹内斜肌、大圆肌、前锯肌、胸腰筋膜、肩胛提肌、半腱肌、半膜肌、大收肌、腓肠肌、跟腱等用力（图 8-34）。提高腰背旋转灵活性，保持躯干稳定性。

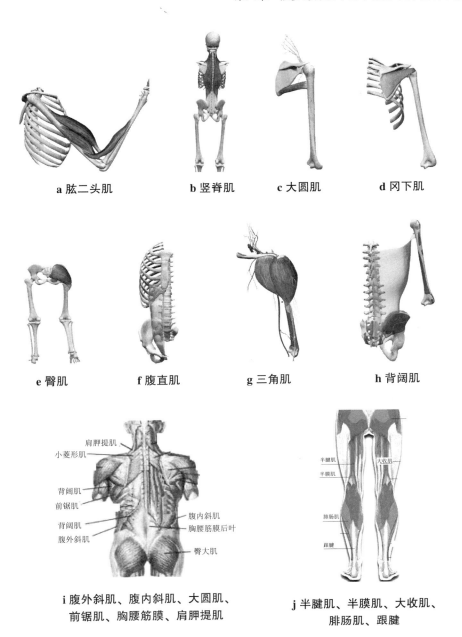

a 肱二头肌　　　b 竖脊肌　　　c 大圆肌　　　d 冈下肌

e 臀肌　　　f 腹直肌　　　g 三角肌　　　h 背阔肌

i 腹外斜肌、腹内斜肌、大圆肌、
前锯肌、胸腰筋膜、肩胛提肌

j 半腱肌、半膜肌、大收肌、
腓肠肌、跟腱

图 8-34　直臂侧平举转腰训练所用肌肉

动作方法：①准备。两腿自然站立，两脚距离比肩稍宽；

②躯干直立，两臂侧平举，两脚平行；

③先向左侧转体，肩轴与髋轴达到做大扭转，约90°；

④恢复到自然站立侧平举；

⑤再向右转体，恢复到自然站立侧平举；

⑥每组 15 个，共 3 组（图 8-35）。

注意事项：保持肩部放松，完成动作过程中配合呼吸，严禁憋气；转体到最大幅度。

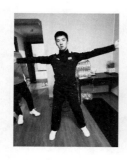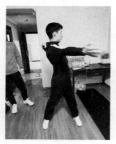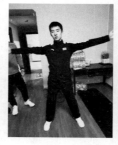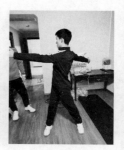

图 8-35　直臂侧平举转腰训练实操

4. 躯干灵活性训练（脊柱旋转灵活性）

（1）名称：侧卧臂展训练。

功能：保持躯干正直，脊柱正常生理弯曲，控制胸椎、腰椎、颈椎平稳，肱二头肌、竖脊肌、大圆肌、冈下肌、臀肌、腹直肌、三角肌、背阔肌、腹外斜肌、腹内斜肌、大圆肌、前锯肌、胸腰筋膜等用力（图 8-36）。提高腰背旋转灵活性，保持躯干稳定性。

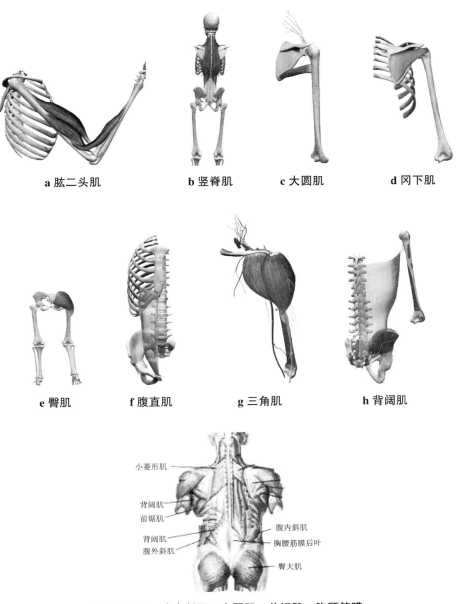

a 肱二头肌　　　　b 竖脊肌　　　　c 大圆肌　　　　d 冈下肌

e 臀肌　　　　f 腹直肌　　　　g 三角肌　　　　h 背阔肌

小菱形肌

背阔肌
前锯肌

背阔肌
腹外斜肌

腹内斜肌
胸腰筋膜后叶
臀大肌

i 腹外斜肌、腹内斜肌、大圆肌、前锯肌、胸腰筋膜

图 8-36　侧卧臂展训练所用肌肉

动作方法：①准备。向右侧卧于瑜伽垫上，两腿自然重叠，上下并拢，

屈膝，大腿与躯干垂直、大小腿垂直；

②躯干正直，两臂前伸，与躯干垂直，右臂在上，左臂在下；

③左臂慢慢举起，眼睛紧盯左手展开，躯干以脊柱为轴转体；

④转到最大，两臂呈侧平，肩背充分伸展；

⑤然后慢慢恢复到起始姿势；

⑥每组 12 个，先左侧再右侧，共 3 组（图 8-37）。

注意事项：完成动作过程中配合呼吸，严禁憋气；腰背充分伸展。

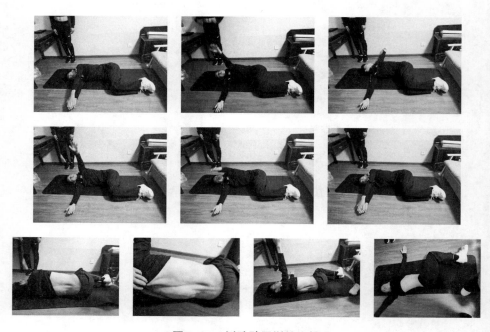

图 8-37　侧卧臂展训练实操

（2）名称：骆驼背伸训练。

功能：保持躯干正直，脊柱正常生理弯曲，控制胸椎、腰椎、颈椎平稳，肱二头肌、竖脊肌、大圆肌、冈下肌、臀肌、腹直肌、三角肌、背阔肌、胸腰筋膜、臀大肌、前锯肌等用力（图 8-38）。提高腰背伸展灵活性，保持躯干稳定。

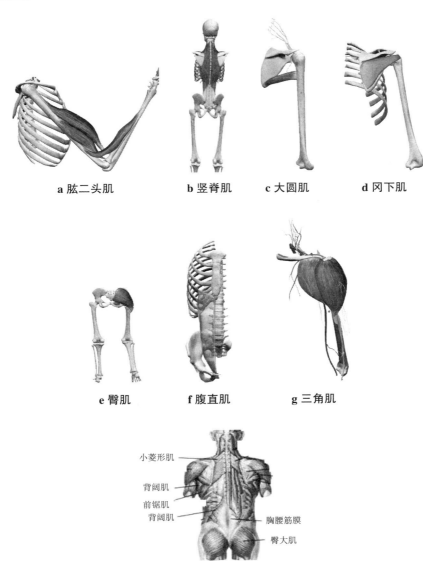

a 肱二头肌　　　**b 竖脊肌**　　　**c 大圆肌**　　　**d 冈下肌**

e 臀肌　　　**f 腹直肌**　　　**g 三角肌**

小菱形肌

背阔肌

前锯肌

背阔肌

胸腰筋膜

臀大肌

h 背阔肌、胸腰筋膜、臀大肌、前锯肌

图 8-38　骆驼背伸训练所用肌肉

动作方法：①准备。身体跪撑于瑜伽垫上，以双手双膝支撑，大腿与小腿之间呈 90°、大腿与躯干呈 90°、躯干与大臂呈 90°、手臂与地面呈 90°，两手距离稍比肩宽，肢体处于自然放松状态；

②开始练习时，两臂肘关节屈曲，腰腹部放松向下向前，肘部达到最大屈伸，躯干腰背向下凹到最大幅度；

③然后伴随着深呼吸慢慢向后、向上收缩腰腹部的肌肉让躯干向上抬起，直到腰背达到最高，然后回到开始姿势；

④先由前向后做，再由后向前做；

⑤每个循环完成 12 个，共 3 组（图 8-39）。

注意事项：完成动作过程中配合呼吸，严禁憋气，躯干向下放松吸气，向上收缩呼气。腰背充分伸展，感受脊椎骨的位置改变以及腹部内层肌肉收缩变化；保持肩胛的稳定性。

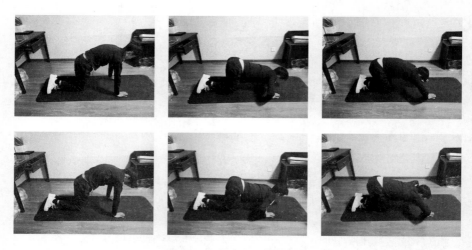

图 8-39 骆驼背伸训练实操

（3）名称：弓步抱肩训练。

功能：脊柱正常生理弯曲，控制胸椎、腰椎、骶椎、颈椎平稳，肱二头肌、竖脊肌、大圆肌、冈下肌、臀中肌、腹直肌、三角肌、背阔肌、斜方肌、

腹外斜肌、腹内斜肌、大圆肌、前锯肌、胸腰筋膜等用力（图 8-40）。提高
腰背旋转灵活性。

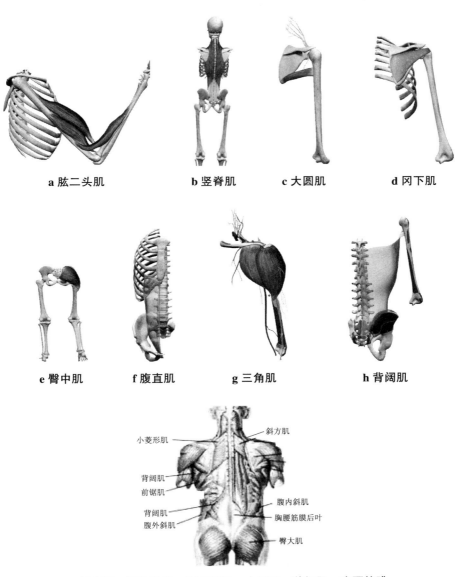

a 肱二头肌　　　　**b 竖脊肌**　　　　**c 大圆肌**　　　　**d 冈下肌**

e 臀中肌　　　　**f 腹直肌**　　　　**g 三角肌**　　　　**h 背阔肌**

小菱形肌　　　　　　斜方肌
背阔肌
前锯肌
背阔肌　　　　　　　腹内斜肌
腹外斜肌　　　　　　胸腰筋膜后叶
　　　　　　　　　　臀大肌

i 斜方肌、腹外斜肌、腹内斜肌、大圆肌、前锯肌、胸腰筋膜

图 8-40　弓步抱肩训练所用肌肉

动作方法：①准备。身体自然站立，两脚与肩同宽，两臂放置于体侧；

②左腿向前迈出一大步，大小腿垂直，膝关节在脚心垂直上方位置，两臂自然放松放置于体侧；

③左侧手臂与躯干前伸，躯干紧贴大腿，躯干接近与地面平行；

④右臂向下自然伸展撑地，躯干放松，肩部与地面平行；

⑤右臂由右侧绕过大腿下面向肩胛骨上方触摸，肩背充分伸展；然后右腿跨出，同②。

⑥每组 10~12 个，共 3 组（图 8-41）。

注意事项：完成动作过程中配合呼吸，严禁憋气；肩背肌肉充分伸展。

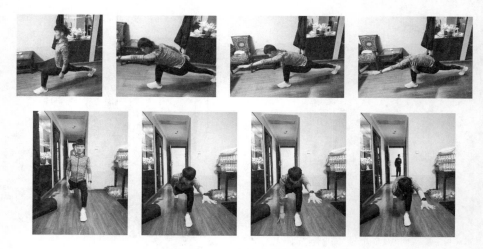

图 8-41　弓步抱肩训练实操

（4）名称：弓步背展训练。

功能：保持躯干正直，脊柱正常生理弯曲，控制胸椎、腰椎、骶椎和颈椎稳定，肱二头肌、竖脊肌、大圆肌、冈下肌、臀中肌、腹直肌、三角肌、背阔肌、大圆肌、前锯肌、胸腰筋膜、肩胛提肌、半腱肌、半膜肌、大收肌、腓肠肌、跟腱等用力（图 8-42）。提高腰背旋转灵活性，保持躯干稳定性。

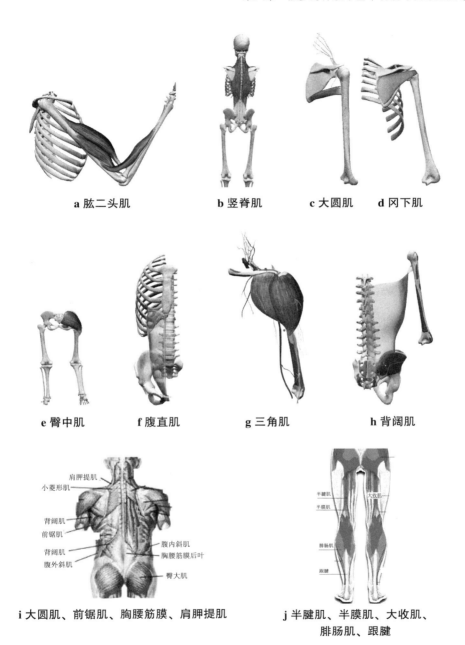

a 肱二头肌　　**b 竖脊肌**　　**c 大圆肌**　　**d 冈下肌**

e 臀中肌　　**f 腹直肌**　　**g 三角肌**　　**h 背阔肌**

i 大圆肌、前锯肌、胸腰筋膜、肩胛提肌

j 半腱肌、半膜肌、大收肌、腓肠肌、跟腱

图 8-42　弓步背展训练所用肌肉

动作方法：①准备。身体自然站立，两脚与肩同宽，两臂放置于体侧；

②右腿向前迈出一大步，膝关节与地面呈 90°，膝关节在脚心垂直上方位置，左臂向上向后伸展，手掌置于头后，右臂向下向后伸展；

③保持右膝关节与地面呈 90°，左腿屈膝折叠向右腿靠拢向前迈出；

④每组 6~8 个，共 3 组（图 8-43）。

注意事项：保持肩部放松，完成动作过程中配合呼吸，严禁憋气；腰背部伸展达到最大。

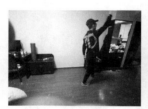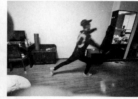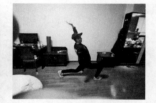

图 8-43 弓步背展训练实操

（5）名称：抱膝腰背滚动训练。

功能：脊柱正常生理弯曲，控制胸椎、腰椎、骶椎、颈椎平稳，肱二头肌、竖脊肌、大圆肌、冈下肌、臀中肌、腹直肌、背阔肌、斜方肌、前锯肌、胸腰筋膜等用力（图 8-44）。提高肩背腰灵活性。

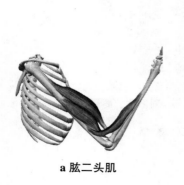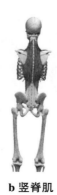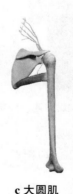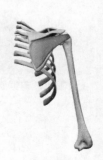

| a 肱二头肌 | b 竖脊肌 | c 大圆肌 | d 冈下肌 |

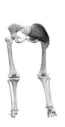
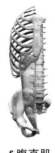
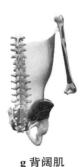
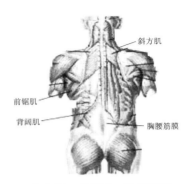

e 臀中肌　　**f 腹直肌**　　**g 背阔肌**　　**h 斜方肌、前锯肌、胸腰筋膜**

图 8-44　抱膝腰背滚动训练所用肌肉

动作方法：①准备。身体蹲坐于瑜伽垫上，双腿膝关节折叠收紧并拢；

②开始动作，双臂环绕抱紧膝关节，躯干屈曲呈团身状态；

③躯干带动身体后倒滚动，臀腰背肩头颈依次着垫滚动；

④再由后向前，肩背腰臀依次着垫滚动；

⑤每组 10~12 个，共 3 组（图 8-45）。

注意事项：滚动得越圆滑越好，完成动作过程中配合呼吸，严禁憋气；肩背腰肌肉充分放松。

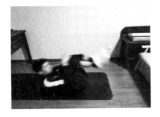
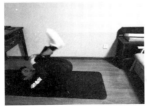
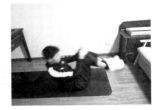

图 8-45　抱膝腰背滚动训练实操

（6）名称：举壶铃臀肌蹲起训练。

功能：保持躯干正直，脊柱正常生理弯曲，控制胸椎、腰椎、骶椎和颈椎稳定，肱二头肌、竖脊肌、臀中肌、腹直肌、冈上肌、三角肌、背阔肌、大圆肌、前锯肌、胸腰筋膜、肩胛提肌、大收肌、腓肠肌、跟腱等用力（图8-46）。提高髋部灵活性和躯干稳定性。

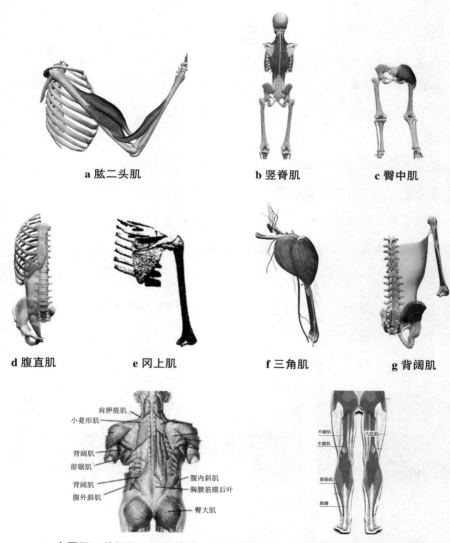

a 肱二头肌　　　　　b 竖脊肌　　　　　c 臀中肌

d 腹直肌　　　e 冈上肌　　　f 三角肌　　　g 背阔肌

h 大圆肌、前锯肌、胸腰筋膜、肩胛提肌　　　i 大收肌、腓肠肌、跟腱

图 8-46　举壶铃臀肌蹲起训练所用肌肉

动作方法：①准备。双手持壶铃身体自然站立，两脚与肩同宽，两臂举过头顶，壶铃置于头后；

②左腿向前迈出一步，两脚距离与小腿长度相当，膝关节呈90°，膝关节在脚心垂直上方位置，双臂保持向上持握壶铃；

③左腿屈曲蹲下，膝关节约90°，右腿屈膝着地，膝关节处于左脚脚跟；

④每组6~8个，共3组（图8-47）。

注意事项：保持腰背伸直放松，完成动作过程中配合呼吸，严禁憋气；注意臀中肌用力蹲起。

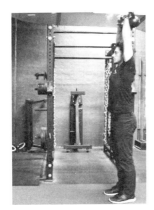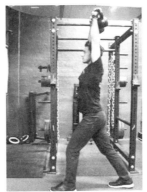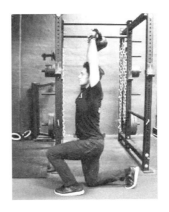

图8-47　举壶铃臀肌蹲起训练实操

REFERENCES

主要参考文献

[1] 洪昭光 . 健康忠告［M］. 广州：广东教育出版社，2002.

[2] 陈雁梅 . 现代体育保健［M］. 武汉：湖北科学技术出版社，2001.

[3] 雏住广信 . 运动损伤和功能恢复［M］. 郑宏伟，译 . 北京：人民体育出版社，2001.

[4] 南仲喜，王林 . 身体素质训练指导全书［M］. 北京：北京体育大学出版社，2005.

[5] 盛基洪，权五奎 . 行走革命530［M］. 王金华，译 . 北京：北京出版社，2005.

[6] 斯尔皮娜 . 走路法全书［M］. 王建欣，译 . 海口：海南出版社，2004.

[7] 福田哲失 . 走出健康来［M］. 刘朝丽，译 . 郑州：河南科技出版社，2005.

[8] 马振国 . 科学运动健身［M］. 大连：大连出版社，2009.

[9] 赵艳霞 . 散步是最好的药［M］. 长春：吉林科学技术出版社，2009.

[10] 宋琦 . 每天步行半小时［M］. 北京：中国华侨出版社，2010.

[11] 赵之心 . 每天走好6000步［M］. 北京：北京出版社，2010.

[12] 刘澎华，刘燕华 . 把健康走出来［M］. 北京：中国妇女出版社，2012.

[13] 特丽萨·埃克努 . 快乐健康走［M］. 于兰，译 . 北京：电子工业出版社，2013.